Best / Gerlach / Kommer / Orlowski / Wasem / Weidhaas

Gesundheitsreform 2004
Bedeutung für die psychotherapeutische Praxis

Gesundheitsreform 2004

Bedeutung für die psychotherapeutische Praxis

von

Dieter Best
Hartmut Gerlach
Detlev Kommer
Ulrich Orlowski
Jürgen Wasem
Hans-Jochen Weidhaas

R. v. Decker's Verlag

Bibliografische Information Der Deutschen Bibliothek

Die Deutsche Bibliothek verzeichnet diese Publikation in der Deutschen Nationalbibliografie; detaillierte bibliografische Daten sind im Internet über <http://dnb.ddb.de> abrufbar.

© 2003 R. v. Decker's Verlag, Hüthig GmbH & Co. KG, Heidelberg
Printed in Germany
Satz: Gottemeyer, Rot
Druck: Druckerei Lokay, Reinheim
ISBN 3-7685-0518-9

Vorwort

Am 1. Januar 2004 tritt das Gesetz zur Modernisierung der gesetzlichen Krankenversicherung (**GKV-Modernisierungsgesetz – GMG**) in Kraft. Es enthält neben den reinen Kostendämpfungsmaßnahmen eine Reihe struktureller Elemente, die das Gesundheitswesen in Bewegung bringen werden. Vor allem die wettbewerblichen Anreize, die das Gesetz bietet, werden zu einer Differenzierung des bisher weitgehend einheitlichen Versorgungsangebotes führen.

Neben den eher mittel- und langfristigen Wirkungen der strukturellen Teile treten bereits am 1. Januar Maßnahmen in Kraft, die den ärztlichen und psychotherapeutischen Alltag kurzfristig verändern. Beispielhaft seien hier nur die Praxisgebühr, die Verpflichtung zur Fortbildung, die Patientenquittung, die Verpflichtung zur elektronischen Abrechnung und das Praxisqualitätsmanagement genannt.

Viele Bestimmungen müssen bis zum In-Kraft-Treten oder im Laufe des Jahres 2004 und später erst noch konkretisiert werden, so dass es für den einzelnen Psychotherapeuten unerlässlich ist, sich laufend zu informieren.

Mit dieser Broschüre wollen wir einen – so hoffen wir – gut verständlichen Überblick über alle Teile des Gesetzes geben, die für die ambulante psychotherapeutische Versorgung mittelbar und unmittelbar von Bedeutung sind. Soweit einzelne der verwendeten Begriffe oder Bezeichnungen nicht geläufig sein sollten, sei auf das Glossar im „Managementhandbuch für die psychotherapeutische Praxis" verwiesen.

Im November 2003 *Die Autoren*

Inhaltsverzeichnis

Vorwort V

I. GKV-Modernisierungsgesetz – GMG 1

1. Reformanlass und Reformprozess 1
2. Allgemeine Ziele des Gesetzes 2
   - a) Stärkung der Patientensouveränität 2
   - b) Maßnahmen zur Verbesserung der Qualität der Patientenversorgung 3
   - c) Weiterentwicklung der Versorgungsstrukturen 4
   - d) Neugestaltung der Vergütung im ambulanten Bereich 5
   - e) Neuordnung der Versorgung mit Arznei- und Hilfsmitteln 6
   - f) Reform der Organisationsstrukturen 6
   - g) Neuordnung der Versorgung beim Zahnersatz 6
   - h) Neuordnung der Finanzierung 7

II. Versicherte, Patienten 9

1. Wahlmöglichkeiten für Versicherte und Patienten bei den Leistungen und Beiträgen 9
   - a) Wahl zwischen Kostenerstattung und Sachleistungen 9
   - b) Wahlmöglichkeit für einen Selbstbehalt 11
   - c) Wahl einer Beitragsrückzahlung bei Leistungsfreiheit 13
   - d) Bonus für gesundheitsbewusstes Verhalten 14
   - e) Wahl einer privaten Krankenzusatzversicherung 17
2. Stärkung der Patientensouveränität 18
   - a) Patientenquittung 18
   - b) Intelligente Gesundheitskarte 19
   - c) Transparenz über die Verwendung der Mittel der Krankenkassen 21
   - d) Transparenz über Angebote, Leistungen, Kosten und Qualität 22
   - e) Patientenorganisationen, Patientenbeauftragter 22

Inhaltsverzeichnis

3. Veränderung von Zuzahlungsregelungen; Neugestaltung der Härtefallregelung — 24
   a) Praxisgebühr — 25
   b) Härtefallregelung — 26

III. Weiterentwicklung der ambulanten ärztlichen und psychotherapeutischen Versorgung — 29

1. Sozialversicherungsrechtliche Fortbildungspflicht — 30
2. Qualitätsmanagement in der vertragsärztlichen, -psychotherapeutischen Praxis — 33
3. Teilöffnung der Krankenhäuser — 35
   a) Öffnung im Rahmen von Disease-Management-Programmen (§ 116b Abs. 1 SGB V) — 36
   b) Öffnung der Krankenhäuser für hochspezialisierte Leistungen (§ 116b Abs. 2 bis Abs. 5 SGB V) — 37
   c) Öffnung von Einrichtungen der Behindertenhilfe (§ 119a SGB V) — 38
   d) Öffnung bei Unterversorgung (§ 116 a SGB V) — 38
   e) Öffnung im Rahmen der Integrationsversorgung (§ 140b Abs. 4 Satz 2 SGB V) — 38
4. Medizinische Versorgungszentren (§ 95 SGB V) — 39
5. Hausarztzentrierte Versorgung (§ 73b SGB V) — 43
   a) Versicherte — 43
   b) Hausarzt — 44
   c) Krankenkassen (Verbände) — 44
6. Vereinbarung besonderer Versorgungsaufträge (§ 73c SGB V) — 45
7. Integrationsversorgung (§ 140b ff) — 47
8. Sicherstellungszuschlag — 49
9. Lockerungen von Residenzpflicht, Vertretungsregelungen und Altersgrenze — 50

IV. Neues Vergütungssystem (§§ 85a bis 85d SGB V) — 51

1. Arztgruppenbezogene Regelleistungsvolumina (§ 85a SGB V) — 53
2. Fortschreibung der arztbezogenen Regelleistungsvolumina (§ 85a Abs. 4 SGB V) — 54
3. Arztbezogene Regelleistungsvolumina (§ 85 b SGB V) — 56

4. Übergangsregelung	58
5. Vergütung der Leistungen der Psychotherapeuten	58
6. Angleichung des vertragsärztlichen Honorarniveaus im Beitrittsgebiet	59
7. Wirtschaftlichkeitsprüfungen (§ 106 SGB V)	60
8. Plausibilitätsprüfung (§ 106a SGB V)	61
9. Gesamtergebnis	61

V. Veränderung der Organisationsstrukturen   63

1. Krankenkassen	63
a) Errichtung, Ausdehnung und Öffnung von Betriebs- und Innungskrankenkassen	63
b) Tragung der Personalkosten bei Betriebskrankenkassen	64
c) Haftungsverpflichtung der Verbände der Krankenkassen	64
2. Kassenärztliche Vereinigungen	64
a) Zusammenlegung von Kassenärztlichen Vereinigungen	65
b) Regelungen zu den Wahlen in den Kassenärztlichen bzw. Kassenzahnärztlichen Vereinigungen	66
3. Kassenärztliche Bundesvereinigung	66
4. Zeitplan	67
a) Kassenärztliche Vereinigungen	67
b) Kassenärztliche Bundesvereinigung	67
5. Gemeinsamer Bundesausschuss	68
6. Institutionen für Aufgaben der Datentransparenz	69

Anhang   71

Sozialgesetzbuch (SGB) Fünftes Buch (V) – Auszug –   73

I. GKV-Modernisierungsgesetz – GMG

1. Reformanlass und Reformprozess

Die Gesetzliche Krankenversicherung ist in den vergangenen 25 Jahren mehreren großen Reformen unterzogen worden, so etwa mit dem Kostendämpfungsgesetz von 1977, dem Gesundheitsreformgesetz von 1988, dem Gesundheitsstrukturgesetz von 1992 oder dem GKV-Gesundheitsreformgesetz 2000. Konkreter Auslöser dieser Reformmaßnahmen war in aller Regel die Beitragssatzentwicklung bei den gesetzlichen Krankenkassen, die bislang nicht nachhaltig gestoppt werden konnte.

Vor dem Hintergrund dieser Entwicklung hatten Bundesregierung und Regierungsmehrheit nach der Bundestagswahl 2002 das Beitragssatzsicherungsgesetz verabschiedet. Das Gesetz sah insbesondere eine „Nullrunde" bei den Honoraren von Ärzten, Psychotherapeuten und Zahnärzten vor. Gleichzeitig hatten SPD und Bündnis 90/Die Grünen sich in ihrer Koalitionsvereinbarung darauf verständigt, eine weitere umfangreiche Strukturreform vorzubereiten. Mit dieser sollten nicht nur die Maßnahmen zur finanziellen Stabilisierung der Krankenversicherung fortgesetzt werden, sondern auch strukturelle Entwicklungen angegangen werden, die als Ursachen nicht nur für Finanzierungs-, sondern auch für Qualitäts- und Versorgungsprobleme gesehen wurden.

Entsprechend dieser Vereinbarung legte die Bundesgesundheitsministerin im März 2003 Eckpunkte einer Gesundheitsreform vor, denen im Juni ein Gesetzentwurf der Regierungskoalition für ein Gesundheitssystemmodernisierungsgesetz folgte. Während der Beratungen dieses Gesetzentwurfes im Deutschen Bundestag entschieden sich Koalition und Opposition dann allerdings, diesen Gesetzentwurf nicht weiter zu behandeln, sondern ein gemeinsames Reformkonzept zu entwickeln. Mitte Juli 2003 wurden nach zweiwöchigen Klausurberatungen gemeinsame Eckpunkte für dieses Reformkonzept der Öffentlichkeit vorgestellt. Diese mündeten Anfang September in einem gemeinsamen Gesetzentwurf für das sog. „GKV-Modernisierungsgesetz", der – anders als die zunächst vorgelegten Eckpunkte – nunmehr allerdings von der FDP nicht mehr mitgetragen, von den übrigen Fraktionen im Bundestag aber weiterhin unterstützt wurde. Das Gesetz wurde am 26.09.2003 im Bundestag und am 17.10.2003 vom Bundesrat beschlossen. Es tritt in seinen wesentlichen Teilen zum 01.01.2004 in Kraft, einzelne Regelungen erst zu einem späteren Zeitpunkt.

2. Allgemeine Ziele des Gesetzes

a) Stärkung der Patientensouveränität

Hierunter ordnet der Gesetzgeber etwa die Einrichtung eines sogenannten „Patientenbeauftragten" ein, der die Weiterentwicklung der Patientenrechte unterstützen und Sprachrohr für Papienteninteressen in der Öffentlichkeit sein soll. Patienten- und Behindertenverbände einschließlich der Selbsthilfe erhalten bei Entscheidungen, die die Versorgung betreffen, ein Mitberatungsrecht in den Steuerungs- und Entscheidungsgremien, insbesondere im (neu errichteten) Gemeinsamen Bundesausschuss, auch in seiner besonderen Besetzung für Fragen der Psychotherapie. Auch erhalten Patienten- und Behindertenverbände bei Entscheidungen, die die Versorgung betreffen, ein Mitberatungsrecht, insbesondere im Gemeinsamen Bundesausschuss.

Der Patientensouveränität soll ebenfalls der Ausbau der Transparenz über Angebote, Leistungen, Kosten und Qualität in der Krankenversicherung dienen. Auf Verlangen erhalten Versicherte künftig vom Arzt, Psychotherapeuten, Zahnarzt oder Krankenhaus eine Kosten- und Leistungsinformation in verständlicher Form. Ferner erhalten die Versicherten einen Anspruch auf Information über die Höhe der Beiträge sowie Verteilung der Beitragsmittel auf Leistungsausgaben einerseits und Verwaltungs- und Personalausgaben der jeweiligen Krankenkasse andererseits.

Ab 2006 soll eine „intelligente Gesundheitskarte" die bisherige Krankenversicherungskarte ablösen. Diese kann auf Wunsch des Versicherten auch Gesundheitsdaten, insbesondere die wichtigsten Angaben zur Notfallversorgung, enthalten. Leider ist es im Gesetzgebungsverfahren nicht mehr gelungen, auch Psychotherapeuten (Psychologische Psy-

Allgemeine Ziele des Gesetzes I

chotherapeuten und Kinder- und Jugendlichenpsychotherapeuten) in dieses Verfahren einzubeziehen.

Unter dem Aspekt der Patientensouveränität ist auch die Einführung der Wahlmöglichkeit zur Kostenerstattung für alle, nicht nur für die freiwillig Versicherten zu sehen. Die Entscheidung, an die die Versicherten mindestens ein Jahr gebunden sind, kann für den ambulanten und für den stationären Sektor getrennt getroffen werden. In Ausnahmefällen (z.B. überlange Wartezeiten bei den zugelassenen Vertragspsychotherapeuten) können nach vorheriger Genehmigung durch die Krankenkasse auch nicht zugelassene Psychotherapeuten in Anspruch genommen werden, sofern diese nachweislich des Arztregistereintrags eine mit Vertragspsychotherapeuten gleichwertige Fachkunde nachweisen können und die beantragte Psychotherapie gemäß den Psychotherapie-Richtlinien durchgeführt wird.

Beim Versicherungsumfang und dessen Finanzierung erhalten die Versicherten mit der Gesundheitsreform größere Entscheidungs- und Gestaltungsmöglichkeiten. Krankenkassen können künftig freiwillig Versicherten z.b. Tarife mit Beitragsrückgewähr oder Selbstbehalten mit Beitragsminderung anbieten. Einen finanziellen Bonus können Versicherte auch erhalten, die erfolgreich an Vorsorgeuntersuchungen, an qualitätsgesicherten Präventionsmaßnahmen, einer betrieblichen Gesundheitsförderung oder an hausärztlichen Versorgungsformen, integrierter Versorgung oder strukturierten Behandlungsprogrammen teilnehmen, wenn die Krankenkasse Entsprechendes vorsieht.

Schließlich können Krankenkassen als Ergänzung zu den Leistungen der Gesetzlichen Krankenversicherung, u.U. in Kooperation mit privaten Krankenversicherungsunternehmen, ihren Versicherten günstige Angebote zum Abschluss privater Zusatzversicherungen anbieten.

b) Maßnahmen zur Verbesserung der Qualität der Patientenversorgung

Krankenkassen und Leistungserbringer-Organisationen werden verpflichtet, ein unabhängiges Institut für Qualität und Wirtschaftlichkeit im Gesundheitswesen zu errichten, das sich mit der Darstellung und Bewertung des aktuellen medizinischen Wissensstandes, Erstellung von wissenschaftlichen Ausarbeitungen und Gutachten zu Fragen der Qualität und Wirtschaftlichkeit der Leistungen, der Bewertung von Leitlinien für die epidemiologisch wichtigsten Erkrankungen und der Nutzenbewertung von Arzneimitteln befassen soll.

Darüber hinaus soll das Institut auch für alle Bürger verständliche allgemeine Informationen zur Qualität und Effizienz in der Gesundheitsversorgung erarbeiten. Das Institut soll im Auftrag des Gemeinsamen Bundesausschusses u.a. auch für Fragen der Psychotherapie tätig werden.

Zur Verbesserung der Qualität der Versorgung soll eine Verpflichtung für alle Psychotherapeuten, Ärzte und sonstigen Gesundheitsberufe zur regelmäßigen Fortbildung beitragen. Alle Praxen werden darüber hinaus verpflichtet, ein internes Qualitätsmanagement einzuführen.

c) Weiterentwicklung der Versorgungsstrukturen

Die Weiterentwicklung der Versorgungsstrukturen soll insbesondere die Grenzen der einzelnen Sektoren (ambulant, stationär) überwinden. Dies soll durch eine Förderung des Wettbewerbs zwischen den Versorgungsformen erleichtert werden.

Zur Förderung der interdisziplinären Zusammenarbeit und zur Nutzung von Synergieeffekten werden medizinische Versorgungszentren zugelassen, in denen freiberuflich tätige und angestellte Ärzte sowie Psychotherapeuten tätig sein können. Die medizinischen Versorgungszentren sind an die Bedarfsplanung gebunden.

Die Krankenkassen werden durch das GMG des Weiteren verpflichtet, flächendeckend hausärztlich zentrierte Versorgungsformen anzubieten. Im Rahmen von gesamtvertraglichen Regelungen mit den Kassenärztlichen Vereinigungen haben die Krankenkassen hierzu Verträge mit Hausärzten zu schließen. Für Versicherte ist die Teilnahme an hausarztzentrierten Versorgungsformen freiwillig. Die Krankenkassen können für die Teilnahme der Versicherten an solchen Modellen Bonusregelungen vorsehen.

Die Krankenkassen können künftig im Rahmen der Gesamtverträge auch mit einzelnen Vertragsärzten Versorgungsverträge abschließen, deren Durchführung bestimmte qualitative oder organisatorische Anforderungen stellt.

Die mit der Gesundheitsreform 2000 eingeführte, bislang aber kaum praktizierte „integrierte Versorgung" soll weiterentwickelt werden. Hierzu werden Regelungen, die sich als Hemmnisse für die integrierte Versorgung erwiesen haben, gestrichen oder geändert. Es wird eine Regelung aufgenommen, dass aus den Budgets der Krankenhäuser und den Gesamtvergütungen der Kassenärztlichen Vereinigungen in den Jahren 2004 und 2006 bis zu 1 % abzuziehen und durch die Kranken-

Allgemeine Ziele des Gesetzes I

kassen für Modelle der integrierten Versorgung zu verwenden sind. Der Kreis der Leistungserbringer, die an der integrierten Versorgung teilnehmen können, wird durch das GMG erweitert: Die Krankenkassen können entsprechende Verträge auch mit Trägern von medizinischen Versorgungszentren und mit Trägern, die eine Versorgung durch dazu berechtigte Leistungserbringer anbieten, selbst aber nicht Versorger sind (z.B. Managementgesellschaften), abschließen.

Einen weiteren Ansatz zur Verbesserung des Schnittstellenmanagements zwischen den Versorgungsbereichen sehen die am Gesundheitskonsens Beteiligten darin, für hochspezialisierte Leistungen und schwerwiegende Erkrankungen eine Teilöffnung der Krankenhäuser zur ambulanten Versorgung durchzuführen. Auch dürften die Krankenhäuser im Rahmen von strukturierten Behandlungsprogrammen ambulante Leistungen erbringen, wenn ihre Verträge mit den Krankenkassen dies vorsehen. Schließlich erfolgt eine Teilöffnung zur ambulanten Versorgung für die Krankenhäuser bei Unterversorgung in dem entsprechenden Fachgebiet, solange die Kassenärztliche Vereinigung ihren Sicherstellungsauftrag nicht erfüllt.

d) Neugestaltung der Vergütung im ambulanten Bereich

Die bisherige Gesamtvergütung, die die Krankenkassen an die Kassenärztlichen Vereinigungen zahlen, wird ab 2006/2007 durch ein System so genannter „Regelleistungsvolumina" ersetzt. Ziele sind die Abschaffung der Budgets, ein kalkulierbares Einkommen der Ärzte und Psychotherapeuten sowie eine stärkere Beteiligung der Krankenkassen am sog. „Morbiditätsrisiko" – z.B. durch das älter werdende Versichertenkollektiv. Die Honorarverteilungsmaßstäbe der KVen, die immer wieder Anlass für Konflikte waren, entfallen ab 2007.

Die Leistungen des einzelnen Arztes oder Psychotherapeuten werden in dem künftigen Vergütungsmodell im Rahmen seines Regelleistungsvolumens mit festen Punktwerten vergütet. Leistungen, die das Volumen überschreiten, werden nur noch zu 10 % honoriert.

Bis Ende 2006 werden die Einkünfte aus vertragsärztlicher Tätigkeit in den neuen und alten Ländern durch einen Ausgleich zwischen ostdeutschen und westdeutschen Leistungserbringern angeglichen.

e) Neuordnung der Versorgung mit Arznei- und Hilfsmitteln

Die den Gesundheitskonsens tragenden politischen Parteien haben Veränderungen in der Versorgung mit Arzneimitteln vorgesehen, von denen sie sich eine Erhöhung der Effizienz der Versorgung erwarten. Hierzu zählt zunächst eine Modifikation der Festbetragsregelung, nach der auch patentgeschützte Arzneimittel, die keine nennenswerte therapeutische Verbesserung bewirken, künftig in die Festbetragsregelung einbezogen werden.

Der Versandhandel von Arzneimitteln wird zugelassen, wobei dem Verbraucherschutz und der Arzneimittelsicherheit Rechnung getragen werden soll.

f) Reform der Organisationsstrukturen

Neben einer Reform des Organisationsrechts für die verschiedenen Kassenarten, auf die hier nicht weiter eingegangen werden soll, werden die Organisationsstrukturen der KVen durch das Gesetz geändert. Es wird ein hauptamtlicher Vorstand eingerichtet. Bestehen mehrere KVen mit weniger als 10 000 Mitgliedern in einem Land, werden diese zusammengelegt, bei mehr als 20 000 Mitgliedern können zwei Kassenärztliche Vereinigungen bestehen bleiben.

An die Stelle des Koordinierungsausschusses und der bisherigen Bundesausschüsse sowie des Ausschusses Krankenhaus tritt ein Gemeinsamer Bundesausschuss. Er bildet Unterausschüsse für Fragen der ärztlichen, psychotherapeutischen, zahnärztlichen und stationären Versorgung. Mitglieder des Gemeinsamen Bundesausschusses sind die Selbstverwaltungspartner (GKV-Spitzenverbände, Kassenärztliche Bundesvereinigung, Kassenzahnärztliche Bundesvereinigung, Deutsche Krankenhausgesellschaft).

g) Neuordnung der Versorgung beim Zahnersatz

Die Versorgung mit Zahnersatz wird künftig allein von den Versicherten mit einem bei allen Krankenkassen einheitlichen Beitrag finanziert. Alle Krankenkassen müssen diese Zahnersatzversicherung ihren Versicherten anbieten.

Die gesetzlich Versicherten haben eine Wahlmöglichkeit zur privaten Krankenversicherung (ohne Rückkehrmöglichkeit), wenn ein der GKV vergleichbarer Versicherungsschutz einer privaten Krankenversicherung für Zahnersatz vorliegt. Die Versicherung bei der privaten Krankenversicherung erfolgt zu den dort geltenden Konditionen.

h) Neuordnung der Finanzierung

Zur Gegenfinanzierung versicherungsfremder Leistungen im Rahmen der GKV hat der Gesetzgeber vorgesehen, ab dem Jahr 2004 die Tabaksteuer stufenweise um insgesamt 1 Euro je Packung zu erhöhen. Die dem Bund zufließenden Mittel werden aufkommensunabhängig der gesetzlichen Krankenversicherung zugeführt.

Ab dem Jahr 2006 wird das Krankengeld nur noch von den Mitgliedern durch einen zusätzlichen Beitragssatz finanziert werden. Bei den Beiträgen ergibt sich auch insoweit eine Änderung, als Versorgungsbezüge (z.b. Betriebsrenten) und Alterseinkünfte aus selbständiger Tätigkeit von Rentnerinnen und Rentnern künftig nicht mehr mit dem halben, sondern dem vollen Beitragssatz belegt werden.

Sterbegeld, Entbindungsgeld und Leistungen bei Sterilisation, die nicht aus medizinischen Gründen geboten sind, werden aus dem Leistungskatalog ausgegrenzt. Der Leistungsanspruch bei der Versorgung mit Sehhilfen wird begrenzt auf Kinder und Jugendliche bis zur Vollendung des 18. Lebensjahres sowie schwer sehbeeinträchtigte Versicherte.

Der Anspruch auf Maßnahmen zur künstlichen Befruchtung wird dadurch beschränkt, dass künftig nur noch drei Versuche finanziert und andere Altersgrenzen festgesetzt werden; auch wird ein Eigenanteil der Versicherten in Höhe von 50 % der Kosten eingeführt.

Fahrkosten für Taxi- und Mietwagenfahrten werden in der ambulanten Versorgung grundsätzlich nicht mehr erstattet. Ausnahmen sollen nur nach Genehmigung durch die Krankenkassen möglich sein.

Die Regelungen, nach denen die Versicherten zu den Kosten der Leistungen zuzahlen sollen, werden verändert und ausgebaut: Grundsätzlich wird künftig eine prozentuale Zuzahlung bei allen Leistungen von 10 % erhoben, es sind dabei allerdings mindestens 5 und höchstens jeweils 10 Euro zu zahlen. Abweichend hiervon gilt bei Heilmitteln und häuslicher Krankenpflege künftig eine Zuzahlung von 10 % je Leistung (begrenzt auf 28 Tage) und zusätzlich einem Betrag von 10 Euro pro Verordnung (= „Praxisgebühr"). Bei psychotherapeutischer, ärztlicher und zahnärztlicher Behandlung beträgt die Zuzahlung 10 Euro je Quartal und Behandlungsfall. Erfolgt die Behandlung auf

Überweisung, entfällt die Zuzahlung. Bei einem Krankenhausaufenthalt fallen täglich 10 Euro für maximal 28 Tage pro Jahr an. Die Härtefallregelungen bei Zuzahlungen werden geändert. Für alle Versicherten gilt künftig für alle Zuzahlungen gleichermaßen eine Belastungsgrenze in Höhe von 2 % des Bruttoeinkommens, wobei Kinderfreibeträge bei der Höhe des zugrundegelegten Einkommens zusätzlich berücksichtigt werden und die Belastungsgrenze bei chronisch Kranken bereits bei 1 % des Bruttoeinkommens liegt.

Sozialhilfeempfänger, die nicht in der gesetzlichen Krankenversicherung versichert sind, werden künftig mit GKV-Versicherten gleichbehandelt. Die Krankenkassen übernehmen für sie die Aufwendungen für Krankenbehandlung. Die Sozialhilfeträger erstatten den Krankenkassen die entsprechenden Aufwendungen zuzüglich einer Verwaltungskostenpauschale bis zu 5 %.

II. Versicherte, Patienten

In diesem Kapitel erläutern wir die wesentlichen durch das GMG vorgenommenen Veränderungen für die Versicherten und Patienten.

1. Wahlmöglichkeiten für Versicherte und Patienten bei den Leistungen und Beiträgen

Das GMG führt eine Reihe von Wahlmöglichkeiten für die Versicherten bei den Leistungen ein. Teilweise stehen diese Wahlmöglichkeiten allen Versicherten offen, teilweise sind sie auf die freiwillig Versicherten beschränkt. In diesem Kapitel werden die Wahlmöglichkeiten für die Versicherten dargestellt und erläutert.

a) Wahl zwischen Kostenerstattung und Sachleistungen

Beim Sachleistungsprinzip sind die Versicherten nur insoweit in die Zahlung der Leistungen eingebunden, als der Gesetzgeber eine Zuzahlung vorgeschrieben hat. Die Alternative ist die Kostenerstattung. Hier stellt der Leistungserbringer dem Patienten direkt eine Rechnung, dieser bezahlt sie und reicht sie anschließend bei seinem Krankenversicherer zur Erstattung ein. Ein generelles Recht, anstelle der Sachleistung Kostenerstattung zu wählen, hatten nach dem bis 31.12.2003 geltenden Recht nur die freiwillig Versicherten (§ 13 Abs. 2 SGB V) sowie im Rahmen einer Übergangsregelung diejenigen Pflichtversicherten, die vor dem 1.1.1999 von einer seit 1997 bestehenden Möglichkeit zur Wahl von Kostenerstattung rechtswirksam Gebrauch gemacht hatten. Demgegenüber führt nunmehr das GMG wieder ein allgemeines Recht der Versicherten zur Wahl von Kostenerstattung anstelle der Sach- und Dienstleistungen ein (Neufassung von § 13 Abs. 2 SGB V). Durch das erweiterte Wahlrecht soll zum einen die Eigenverantwortung, zum anderen das Kostenbewusstsein der Versicherten gestärkt werden.

Das Gesetz schreibt ausdrücklich vor, dass die Versicherten vor ihrer Wahl von der Krankenkasse zu beraten sind. Die Versicherten werden im Allgemeinen die Krankenkasse über ihre bereits getroffene Entscheidung zur Kostenerstattung unterrichten. Die Regelung ist daher so zu verstehen, dass die Krankenkasse in diesen Fällen den Versicherten kontaktieren und ihn über die Wirkungen der Wahl von Kostenerstattung unterrichten soll.

Eine solche Regelung zur Beratungsverpflichtung ist v. a. deswegen von Bedeutung, weil bei der ambulanten ärztlichen, psychotherapeutischen und zahnärztlichen Behandlung die Entscheidung für die Kostenerstattung in vielen Fällen mit zusätzlichen Kosten für den Versicherten verbunden ist. Diese zusätzlichen Kosten ergeben sich daraus, dass der Versicherte bei der Kostenerstattung als Privatpatient in Erscheinung tritt, was bedeutet, dass eine Rechnung nach der GOÄ/GOP gestellt wird. Da der Anspruch des Versicherten auf Erstattung an die Sätze in der Sachleistung gebunden ist, muss der Versicherte die Differenz tragen. Auch die unverändert bestehen bleibende Verpflichtung für die Krankenkasse, ausreichende Abschläge vom Erstattungsbetrag für Verwaltungskosten und fehlende Wirtschaftlichkeitsprüfungen vorzusehen, ergibt eine finanzielle Belastung der Versicherten.

Die Wahl der Kostenerstattung ist Voraussetzung dafür, dass Versicherte einen Selbstbehalt mit Beitragsermäßigung wählen können (vgl. dazu unten Abschn. b). Eine Beitragsentlastung über Selbstbehalt setzt also die Wahl von Kostenerstattung voraus!

Unklar war im bisher (für den Kreis der freiwilligen Versicherten) geltenden Recht, ob die Wahl der Kostenerstattung sich auf das gesamte Leistungsspektrum der gesetzlichen Krankenversicherung beziehen muss, oder ob Versicherter oder Krankenkasse berechtigt sind, dies auf bestimmte Versorgungsbereiche einzuschränken. Die durch das GMG in § 13 Abs. 2 Satz 3 SGB V vorgenommene Neuregelung stellt demgegenüber nun klar, dass der Versicherte die Möglichkeit hat, die Wahl von Kostenerstattung auf den Bereich der ambulanten Behandlung zu beschränken. Der Versicherte kann sich daher ambulante Leistungen über Kostenerstattung verschaffen, stationäre Leistungen (insbesondere: Krankenhausbehandlung) jedoch weiterhin über Sachleistungen. In der Begründung zu der Regelung stellt der Gesetzgeber klar, dass es allerdings nicht möglich ist, die Wahl von Kostenerstattung auch innerhalb der ambulanten Behandlung nochmals auf bestimmte ambulante Leistungen zu beschränken. Vielmehr sind in jedem Falle sämtliche ambulante Leistungen einzubeziehen, d.h. etwa auch die Arznei-, Heil- und Hilfsmittelversorgung.

Im bisher geltenden Recht war es den Versicherten, die Kostenerstattung gewählt hatten, ausdrücklich verwehrt, andere als zugelassene Leistungserbringer in Anspruch zu nehmen. Das GMG lockert diese Regelung nunmehr durch § 13 Abs. 2 Sätze 4 und 5 SGB V auf: Danach können die Versicherten in Ausnahmefällen auch nicht im Vierten Kapitel des SGB V genannte, also nicht zugelassene Leistungserbringer in Anspruch nehmen. Voraussetzung dafür ist, dass die Krankenkasse ihre vorherige Zustimmung gegeben hat. Die Krankenkasse hat ihr Ermessen, ob sie eine solche Zustimmung erteilt, pflichtgemäß auszuüben. Der Gesetzgeber verweist darauf, dass medizinische oder soziale Gründe für eine solche Zustimmung relevant sein können. Der Gesetzgeber schreibt allerdings vor, dass eine mindestens gleichwertige Versorgung, d.h. Qualität, wie bei Erbringung im Rahmen des Sachleistungsprinzips gewährleistet sein muss. Zum Beispiel wird davon auszugehen sein, dass ein Psychotherapeut, der nicht als Vertragspsychotherapeut der GKV tätig ist, aber über den Arztregistereintrag die sozialrechtliche Fachkunde nachgewiesen hat, über eine gleiche Qualität wie ein zugelassener Psychotherapeut verfügt. In Regionen mit einer Schlecht- oder Unterversorgung im Bereich der Psychotherapie kann dies u.U. zum Abbau der Versorgungsdefizite beitragen. Demgegenüber wird in aller Regel davon auszugehen sein, dass Heilpraktiker nicht eine gleichwertige Versorgung wie Psychotherapeuten oder Ärzte gewährleisten können, weil sie nicht über die entsprechenden Voraussetzungen der Strukturqualität (abgeschlossene Ausbildung und Approbation) verfügen.

Bisher war die Mindestdauer, für die der Versicherte an die Kostenerstattung gebunden ist, in den Satzungen der Krankenkassen geregelt. Nunmehr ist einheitlich gesetzlich geregelt, dass die Mindestdauer ein Jahr beträgt.

b) Wahlmöglichkeit für einen Selbstbehalt

Bereits das Zweite Gesetz zur Neuordnung von Selbstverwaltung und Eigenverantwortung in der Krankenversicherung (2. GKV-Neuordnungsgesetz – 2. NOG) vom 23.06.1997 hatte die Möglichkeit vorgesehen, dass die Krankenkasse eine Wahlmöglichkeit für einen Selbstbehalt in ihrer Satzung vorsehen konnte. Diese Möglichkeit war durch das GKV-Solidaritätsstärkungsgesetz vom 19.12.1998 von der rotgrünen Bundesregierung wieder gestrichen worden. Das GMG führt diese Möglichkeit, nun allerdings beschränkt auf den Kreis der freiwilligen Mitglieder, im neuen § 53 SGB V wieder ein.

Die Krankenkassen können in ihren Satzungen für die freiwilligen Mitglieder Wahlmöglichkeiten für Selbstbehalte vorsehen. Die gesetzliche Regelung sieht vor, dass die freiwilligen Mitglieder jeweils für ein Kalenderjahr einen Teil der von der Krankenkasse zu tragenden Kosten als Selbstbehalt übernehmen können. Sie übernehmen also einen Teil des Krankheitskostenrisikos, das ansonsten die Krankenkasse tragen würde. Es handelt sich um einen so genannten „absoluten Selbstbehalt", bei dem die Leistungspflicht der Krankenkasse erst jenseits des Selbstbehaltes beginnt. Sieht die Satzung der Krankenkasse z.b. einen Selbstbehalt in Höhe von 300 Euro jährlich vor, so trägt das freiwillige Mitglied die ersten 300 Euro selber, die Leistungspflicht der Krankenkasse beginnt dann erst nachdem das freiwillige Mitglied 300 Euro getragen hat. Bereits kurz nachdem das Gesetz verabschiedet war, kündigten mehrere Krankenkassen an, dass sie von diesen Möglichkeiten Gebrauch machen werden.

Da die Handhabung von Selbstbehalten im Sachleistungsprinzip nur mit hohem Aufwand möglich wäre, sieht die Regelung vor, dass die Wahlmöglichkeit für den Selbstbehalt auf Versicherte beschränkt ist, die Kostenerstattung gewählt haben. Jedoch berechtigt die Wahl von Kostenerstattung nur für den ambulanten Bereich nicht dazu, den Selbstbehalt zu wählen. Denn in diesem Falle könnte nicht verhindert werden, dass der Versicherte stationäre Leistungen als Sachleistungen zulasten der Krankenkasse in Anspruch nimmt, ohne zuvor die Kosten in Höhe des Selbstbehaltes getragen zu haben.

Eine Krankenkasse kann auch mehrere Selbstbehaltstufen anbieten, denen jeweils unterschiedlich hohe Beitragsermäßigungen entsprechen. In der Begründung zur Vorschrift weist der Gesetzgeber darauf hin, dass ein „individuelles Angebot eines Selbstbehaltes mit Beitragsermäßigung für einzelne Versicherte ... nicht zulässig (ist)." Das Angebot muss sich vielmehr an sämtliche freiwilligen Mitglieder, die Kostenerstattung gewählt haben, richten. Die Krankenkasse darf bei Erfüllung der Voraussetzungen (freiwilliges Mitglied, Kostenerstattung) die Option für den Selbstbehalt eines freiwilligen Mitglieds nicht ablehnen.

Die Vorschrift enthält keine Regelung, ob sich der Selbstbehalt nur auf das freiwillige Mitglied oder aber auch auf sämtliche nach § 10 SGB V familienversicherten Angehörigen bezieht. Es ist aber davon auszugehen, dass die Pflicht, einen bestimmten Teil der Kosten selber zu tragen, sich nicht nur auf das Mitglied selber, sondern auch auf die familienversicherten Angehörigen bezieht. Denn es wäre nicht sachgerecht, würden die Familienangehörigen Leistungen zulasten der Krankenversicherung in Anspruch nehmen, bevor der volle Selbstbehalt ausgeschöpft wurde.

Sieht die Krankenkasse in ihrer Satzung die Wahlmöglichkeit für einen Selbstbehalt vor, hat sie die Beiträge „entsprechend zu ermäßigen" (§ 53 Satz 2 SGB V). Durch den Begriff „entsprechend" verweist der Gesetzgeber darauf, dass Selbstbehalt und Beitragsermäßigung in einer Äquivalenzbeziehung zueinander stehen sollen.

c) Wahl einer Beitragsrückzahlung bei Leistungsfreiheit

Bereits von 1989 bis Ende 1998 bestanden (zunächst durch das Gesundheitsreformgesetz (GRG) vom 20.12.1988, anschließend durch das Zweite Gesetz zur Neuordnung von Selbstverwaltung und Eigenverantwortung in der Krankenversicherung (2. GKV-Neuordnungsgesetz – 2. NOG) vom 23.6.1997) Möglichkeiten für die Krankenkassen, ihren Versicherten bei Leistungsfreiheit oder Inanspruchnahme von Leistungen mit Ausgaben im Umfang von weniger als einem Beitrag von einem Kalendermonat im Jahr eine Beitragsrückzahlung zu gewähren. Diese Möglichkeit war durch das GKV-Solidaritätsstärkungsgesetz vom 19.12.1998 von der rot-grünen Bundesregierung wieder gestrichen worden. Das GMG führt diese Möglichkeit, nun allerdings beschränkt auf den Kreis der freiwilligen Mitglieder, im neuen § 54 SGB V wieder ein.

Künftig kann jede Krankenkasse per Satzung freiwillig Versicherten Beitragsrückzahlung anbieten. Voraussetzung für die Inanspruchnahme einer Beitragsrückzahlung ist, dass das freiwillige Mitglied für sich und seine mitversicherten Angehörigen in dem betreffenden Kalenderjahr keine Leistungen zu Lasten der Krankenkasse in Anspruch genommen hat. Es gilt also – wie in der privaten Krankenversicherung –, dass kein Anspruch auf Beitragsrückzahlung mehr besteht, sobald das freiwillige Mitglied oder seine familienversicherten Angehörigen Leistungen zu Lasten der Krankenkasse in Anspruch genommen haben.

Die Möglichkeit zur Wahl einer Beitragsrückzahlung besteht sowohl bei der Entscheidung des Versicherten für die Sachleistung als auch bei einer Wahl für die Kostenerstattung. Haben das freiwillige Mitglied und seine familienversicherten Angehörigen sich für Kostenerstattung entschieden, können sie durch Nicht-Einreichen von Rechnungen bei der Krankenkasse die Zahlung einer Beitragsrückzahlung bewirken, während diese Möglichkeit beim Sachleistungsprinzip nicht besteht. Die Möglichkeit zur Wahl einer Beitragsrückzahlung kann auch mit der Wahl eines Selbstbehaltes und einer daraus resultierenden Beitragsermäßigung verbunden werden – dazu ist es jedoch erforderlich, dass Kostenerstattung praktiziert wird.

Die speziellen Regelungen für Versicherte, die im laufenden Jahr die Krankenkasse wechseln, seien hier nicht näher aufgeführt.

Die genaue Höhe des Rückzahlungsbetrages regelt die Satzung der Krankenkasse (§ 54 Satz 2 SGB V). Der Gesetzgeber gibt den Krankenkassen allerdings vor, dass ein Zwölftel der jeweils im Kalenderjahr gezahlten Beiträge nicht überschritten werden darf (§ 54 Satz 3 SGB V).

Das Gesetz sieht vor, dass verschiedene Leistungen bei der Ermittlung der Anspruchsberechtigung für eine Beitragsrückzahlung unberücksichtigt bleiben (§ 54 Satz 4 SGB V). Damit soll ein sozial- oder gesundheitspolitisch unerwünschter Verzicht auf die Inanspruchnahme dieser Leistungen wegen der Beitragsrückzahlungen ausgeschlossen werden. Es handelt sich u.a. um
– Leistungen zur Prävention und Selbsthilfe (§ 20 SGB V);
– Leistungen zur Verhütung von Zahnerkrankungen (§§ 21 und 22 SGB V);
– Medizinische Vorsorgeleistungen (§ 23 SGB V), ausgenommen ambulante Vorsorgeleistungen in anerkannten Kurorten sowie einige andere, in § 24 SGB V aufgeführte Leistungen;
– Leistungen zur Früherkennung von Krankheiten: Gesundheitsuntersuchungen (§ 25 SGB V), Kinderuntersuchungen (§ 26 SGB V);
– Leistungen für Versicherte, die das 18. Lebensjahr noch nicht vollendet haben.

d) Bonus für gesundheitsbewusstes Verhalten

Das neue Recht sieht eine Reihe von Möglichkeiten vor, nach denen Versicherte bei gesundheitsbewusstem Verhalten einen Anspruch auf einen Bonus oder eine andere Form der finanziellen Vergünstigung haben (§ 65a SGB V in Verbindung mit §§ 20, 25, 26, 73b, 137f oder 140a SGB V), wenn die Satzung der Krankenkasse eine entsprechende Regelung vorsieht. Die Bonusregelungen dürfen nicht auf die Gruppe der freiwilligen Mitglieder beschränkt werden.

Im Einzelnen ist hierbei für die Gewährung eines Bonus (in § 65a Abs. 1 SGB V) vorgesehen:

Wahlmöglichkeiten für Versicherte/Patienten bei Leistungen/Beiträgen II

- Bei regelmäßiger Inanspruchnahme von Leistungen zur Früherkennung von Krankheiten nach §§ 25 oder 26 SGB V., z.b. Krebsvorsorgeuntersuchungen, Kinderuntersuchungen für Kinder.
- Bei regelmäßiger Inanspruchnahme von qualitätsgesicherten Leistungen der Krankenkasse zur primären Prävention. Welche Leistungen dies sind, legt die Krankenkasse in ihrer Satzung fest (auf der Grundlage von § 20 SGB V). Hierzu haben die Spitzenverbände der Krankenkassen auf der Basis von § 20 Abs. 1 Satz 3 SGB V gemeinsam und einheitlich prioritäre Handlungsfelder und Kriterien für Leistungen, insbesondere hinsichtlich Bedarf, Zielgruppen, Zugangswegen und Methodik beschlossen. Es ist davon auszugehen, dass nur Maßnahmen, die diesen gesetzlichen Vorgaben und Maßgaben der Spitzenverbände der Krankenkassen entsprechen, die Gewährung eines Bonus bei regelmäßiger Inanspruchnahme auslösen können.

Die Krankenkasse kann Bonuslösungen frei gestalten. Neben der Auszahlung eines Geldbetrages kommt auch die Ermäßigung von gesetzlichen Zuzahlungen in Betracht. Voraussetzung für die Gewährung des Bonus ist die regelmäßige Teilnahme der Versicherten an den genannten Maßnahmen. In der Begründung zur Regelung weist der Gesetzgeber darauf hin, dass die Krankenkasse festlegen kann, dass diese regelmäßige Teilnahme durch eine Bescheinigung nachgewiesen werden muss. Die Begründung stellt zugleich klar, dass die Krankenkasse in ihrer Satzung nicht die Erhebung weiterer Daten, z.b. über die Lebensführung der Versicherten, zur Voraussetzung für die Gewährung des Bonus machen darf.

Als weitere Möglichkeit für Bonussysteme lässt das GMG die Teilnahme an folgenden Maßnahmen zu (§ 65a Abs. 2 SGB V):

- *Teilnahme an einer hausarztzentrierten Versorgung*
  Die Versicherten können sich nach § 73b Abs. 1 SGB V gegenüber ihrer Krankenkasse schriftlich verpflichten, ambulante fachärztliche und psychotherapeutische Leistungen nur auf Überweisung eines Hausarztes, mit dem die Krankenkasse einen Vertrag über hausarztzentrierte Versorgung geschlossen hat, in Anspruch zu nehmen. Dabei ist der Versicherte an diese Verpflichtung und die Wahl des Hausarztes mindestens ein Jahr gebunden und soll den gewählten Hausarzt nur bei Vorliegen eines wichtigen Grundes wechseln (s. auch Abschnitt III, 5a).

- *Teilnahme an einem strukturierten Behandlungsprogramm bei chronischen Erkrankungen*
  Die Krankenkassen können nach § 137g SGB V beim Bundesversicherungsamt die Zulassung von strukturierten Behandlungspro-

grammen (sogenannten „Disease Management Programmen") nach § 137f SGB V beantragen. Dazu hat das Bundesministerium für Gesundheit und soziale Sicherung bislang vier Krankheiten (Diabetes, Asthma/chronisch obstruktive Bronchitis, Brustkrebs, koronare Herzkrankheit) benannt, hinsichtlich derer solche strukturierten Behandlungsprogramme mit der Konsequenz angeboten werden können, dass die darin eingeschriebenen Versicherten im Risikostrukturausgleich zwischen den Krankenkassen gesondert berücksichtigt werden. Das Ministerium hat des Weiteren (zunächst nur für Diabetes, Brustkrebs und koronare Herzkrankheit) durch Rechtsverordnung die Voraussetzungen benannt, die strukturierte Behandlungsprogramme der Krankenkassen erfüllen müssen, damit das Bundesversicherungsamt sie zulassen kann.

Versicherte können sich für den Fall, dass ihre Krankenkasse ein solches strukturiertes Behandlungsprogramm anbietet, freiwillig in ein Programm einschreiben (§ 137f Abs. 2 Satz 1 SGB V). Die Satzung der Krankenkasse kann vorsehen, dass der Versicherte bonusberechtigt ist, solange er in einem solchen Programm eingeschrieben ist.

– *Bonus für die Teilnahme an einer integrierten Versorgung*
Die Krankenkassen können ihren Versicherten die Teilnahme an einer integrierten Versorgung nach §§ 140a bis 140d SGB V anbieten. Die Krankenkassen können Verträge mit einzelnen, zur vertragsärztlichen Versorgung zugelassenen Psychotherapeuten, Ärzten, Zahnärzten, sonstigen zugelassenen Leistungserbringern oder deren Gemeinschaften, Trägern zugelassener Krankenhäuser, Trägern von ambulanten oder stationären Vorsorge- und Rehabilitationseinrichtungen, medizinischen Versorgungszentren oder Managementgesellschaften von Leistungserbringern zur Durchführung einer über verschiedene Leistungssektoren übergreifenden Versorgung ihrer Versicherten oder einer interdisziplinär-fachübergreifenden Versorgung schließen. In diesen Verträgen werden das Versorgungsangebot und die Voraussetzungen seiner Inanspruchnahme festgelegt (§ 140a Abs. 1 Satz 3 SGB V).

Versicherte können für den Fall, dass ihre Krankenkasse eine solche integrierte Versorgung anbietet, freiwillig hieran teilnehmen (§ 140a Abs. 2 Satz 1 SGB V). Die Satzung der Krankenkasse kann vorsehen, dass der Versicherte bonusberechtigt ist, solange er an der integrierten Versorgung teilnimmt.

Auch hier hat die Krankenkasse weite Gestaltungsspielräume. Das Gesetz lässt sowohl eine Ermäßigung der Zuzahlungen als auch eine Reduktion des Beitrages zu.

Schließlich sieht das Gesetz vor, dass der Versicherte einen Bonus bei Teilnahme an Maßnahmen der betrieblichen Gesundheitsförderung hat (§ 65a Abs. 3 SGB V), wenn die Satzung der Krankenkasse entsprechendes vorsieht.

Mit Ausnahme der Regelungen zum Bonus bei Maßnahmen der betrieblichen Gesundheitsförderung schreibt das Gesetz vor, dass die Aufwendungen für den Bonus bzw. die Beitrags- oder Zuzahlungsermäßigung mittelfristig aus den Einsparungen und Effizienzsteigerungen durch diese Maßnahmen finanziert werden müssen (§ 65a Abs. 4 SGB V). Der Gesetzgeber möchte mit der Regelung verhindern, dass sich die wirtschaftliche Situation der Krankenkassen durch die Gewährung der Boni verschlechtert und diese Boni über Beitragssatzerhöhungen von den übrigen Versicherten, die nicht die Anspruchsvoraussetzungen erfüllen, finanziert werden müssen.

Die Krankenkassen werden verpflichtet, den zuständigen Aufsichtsbehörden regelmäßig, mindestens alle drei Jahre, über die Einsparungen infolge der durch Boni belohnten Teilnahme der Versicherten an den genannten Maßnahmen Rechenschaft abzulegen.

e) Wahl einer privaten Krankenzusatzversicherung

Seit jeher können gesetzlich krankenversicherte Personen zusätzliche Versicherungsleistungen durch Abschluss eines Vertrages mit einem Unternehmen der privaten Krankenversicherung versichern. Bislang war es gesetzlichen Krankenkassen untersagt, hieran vermittelnd mitzuwirken, da eine solche Aktivität als wettbewerbswidrig und nicht den Aufgaben der Krankenkassen entsprechend angesehen wurde. Das GMG schafft nun (in § 194 Abs. 1a SGB V) eine ausdrückliche Ermächtigung für die Krankenkassen, zwischen ihren Versicherten und privaten Krankenversicherungsunternehmen bezüglich des Abschlusses privater Zusatzversicherungsverträge vermittelnd tätig zu werden. Das Gesetz nennt „insbesondere" die Wahlarztbehandlung im Krankenhaus, den Ein- oder Zweibettzuschlag im Krankenhaus sowie eine Auslandsreisekrankenversicherung als mögliche Gegenstände einer solchen vermittelnden Tätigkeit. Allerdings ist diese Aufzählung nicht als abschließend anzusehen. Vielmehr können z.B. auch Leistungen, die der Gesetzgeber durch Gesundheitsreformen begrenzt oder ganz aus dem Leistungskatalog ausgeschlossen hat, oder zusätzliche Präventionsleistungen Gegenstand solcher Zusatzversicherungsverträge sein.

Eine Vermittlung von Versicherungsverträgen, die keinen Bezug zur gesetzlichen Krankenversicherung aufweisen, ist nicht zulässig.

2. Stärkung der Patientensouveränität

a) Patientenquittung

Bisherige Reglungen über die Information der Patienten sind kaum umgesetzt bzw. wo sie in Modellversuchen erprobt wurden, kaum in Anspruch genommen worden. Zukünftig besteht keine (bisher nicht umgesetzte) „automatische" Verpflichtung der Leistungserbringer mehr, alle ihre Patienten über die Leistungen und Kosten zu unterrichten. Vielmehr besteht die Informationspflicht nur noch, wenn der Patient dies – mündlich oder schriftlich – verlangt.

Das Gesetz sieht zwei mögliche Formen der Unterrichtung des Patienten über Kosten und Leistungen vor, die er gemeinsam als „Patientenquittung" bezeichnet:

Entweder die Unterrichtung erfolgt im Anschluss an die Behandlung oder sie erfolgt mindestens quartalsweise, spätestens vier Wochen nach Ablauf des Quartals, in dem die Leistungen in Anspruch genommen worden sind. Während es der Versicherte in der Hand hat, ob eine solche Patientenquittung überhaupt ausgestellt wird, hat der Arzt oder Psychotherapeut die Wahl, ob er die Patientenquittung direkt im Anschluss an die Behandlung oder nach Quartalsende ausstellen will. Der Arzt oder Psychotherapeut kann sich je nach den administrativen Erfordernissen seiner Praxis für eines der beiden Verfahren entscheiden.

Unterrichten soll der Arzt über die „erbrachten Leistungen". Es ist sinnvoll, dass in der Patientenquittung sowohl die Gebührenordnungsposition gemäß EBM als auch der entsprechende Text enthalten sind. Weiterhin soll die Patientenquittung über die „vorläufigen Kosten" unterrichten. Diese Formulierung ist notwendig, da das Vergütungssystem gegenwärtig keine festen Punktwerte für die Leistungen kennt. Insofern ist es erforderlich, aus der Vergangenheit einen wahrscheinlichen Wert zu entnehmen. Wenn der Patient an den wirklichen Kosten interessiert ist, kann er dies nach abgeschlossenem Geschäftsjahr bei seiner Krankenkasse erfahren. In der Regel wird man sich als Psychotherapeut an den zuletzt bekannt gewordenen Punktwerten orientieren.

Wie die Regelungen im Einzelnen ausgestaltet sein werden, liegt zukünftig allein in der Regelungshoheit der KBV (bisher bei KBV und Spitzenverbänden der Krankenkassen gemeinsam).

b) Intelligente Gesundheitskarte

Mit dem Gesundheitsreformgesetz (GRG) von 1988 hat der Gesetzgeber den bis dahin bestehenden „Krankenschein", den der Versicherte bei Inanspruchnahme eines Vertragsarztes bzw. Vertragszahnarztes abzugeben hatte, durch eine Krankenversichertenkarte ersetzt. Die Krankenversichertenkarte, die in der ersten Hälfte der neunziger Jahre daraufhin eingeführt wurde, enthält gemäß § 15 Abs. 4 SGB V die versicherungsrechtlich notwendigen Daten, wie Name, Anschrift, Krankenversichertennummer oder den versicherungsrechtlichen Status des Versicherten. Weitere Angaben darf sie ausdrücklich nicht enthalten. Sie darf bislang nur für den Nachweis der Berechtigung zur Inanspruchnahme von Leistungen im Rahmen der vertragsärztlichen Versorgung sowie für die Abrechnung mit den Leistungserbringern verwendet werden (§ 291 Abs. 1 SGB V).

In den neunziger Jahren des vergangenen Jahrhunderts hat es im Rahmen der Entwicklungen der Telematik im Gesundheitswesen eine Vielzahl unterschiedlicher Ansätze gegeben, durch den Einsatz intelligenter Gesundheitskarten Beiträge zur Verbesserung von Qualität und Wirtschaftlichkeit im Gesundheitswesen zu leisten.

Die Gesundheitskarte soll auch Werkzeug für den datengeschützten Zugriff auf personenbezogene Gesundheitsdaten sein. Sie soll den europäischen Notfalldatensatz des Patienten, seine persönliche Identifikation/Authentifizierung sowie Verweisfunktionen u.a. auf die Arzneimitteldokumentation und das elektronische Zuzahlungsmanagement des Patienten enthalten.

Die Neuregelungen, die das GMG vorsieht, betreffen zum einen Änderungen der Funktion und Ausgestaltung der Karte als Krankenversichertenkarte, zum anderen ihre Nutzung als Gesundheitskarte.

Funktion und Ausgestaltung als Krankenversichertenkarte: Um Missbrauch zu verhindern, soll die Krankenversichertenkarte bis spätestens zum 1.1.2006 ein Photo und einen Vermerk über das Geschlecht des Versicherten enthalten (§ 291 Abs. 2 Satz 1 SGB V). Schließlich werden die auf der Krankenversichertenkarte enthaltenen Daten um eine Angabe zum Zuzahlungsstatus des Versicherten ergänzt. Hiermit ist gemeint, ob der Versicherte wegen Überschreitens der Belastungsgrenze nach § 62 SGB V von Zuzahlungen befreit ist.

Die Neuregelung sieht vor, dass die Krankenkassen bis spätestens Januar 2006 die Voraussetzungen dafür schaffen müssen, dass die Krankenversichertenkarte neben den administrativen Funktionen, die sie auch bislang bereits wahrgenommen hat, als elektronische Gesundheitskarte genutzt werden kann (§ 291 Abs. 2a SGB V). Das Gesetz unterscheidet zwei grundsätzliche Anwendungsbereiche der intelligenten Gesundheitskarte:

– Elektronische Übermittlung ärztlicher Verordnungen und elektronischer Berechtigungsnachweis zur Inanspruchnahme von Leistungen im EU-Ausland (Regelungsbereich des § 291a Abs. 2 SGKV).

– Nutzung für das elektronische Erheben, Verarbeiten und Nutzen von medizinischen Daten für unterschiedliche Zwecke sowie Daten über die in Anspruch genommenen Leistungen und deren vorläufige Kosten (Regelungsbereich des § 291a Abs. 3 SGB V).

Das Sammeln von Daten für diese Zwecke ist freiwillig, und der Gesetzgeber verbietet es ausdrücklich, vom Inhaber der Karte zu verlangen, den Zugriff auf die Daten anderen als autorisierten Personen und für andere Zwecke als die medizinische Versorgung des Versicherten einzusetzen (§ 291a Abs. 8 SGB V). In die Karte eingetragen werden sollen insbesondere: Medizinische Daten für die Notfallversorgung, Befunde, Diagnosen, Therapieempfehlungen und Behandlungsberichte, die als elektronischer Arztbrief oder als elektronische Patientenakte gespeichert und transportiert werden können, Daten einer Arzneimitteldokumentation (so dass Ärzte und Apotheker sich ein vollständiges Bild über den Arzneimittelstatus des Versicherten machen können), von den Versicherten selbst oder für sie zur Verfügung gestellte Daten.

Darüber hinaus verweist das Gesetz auf die Möglichkeit, die Informationen des Versicherten über die von ihm in Anspruch genommenen Leistungen und deren vorläufige Kosten ebenfalls auf der elektronischen Gesundheitskarte anzubringen.

Auf die medizinischen und weiteren Daten, die mit Zustimmung des Versicherten zu den beispielhaft genannten Zwecken eingegeben und gespeichert werden, kann der Versicherte zugreifen (§ 291a Abs. 4 Satz 2 SGB V). Auf diese Daten dürfen außerdem ausschließlich Ärzte, Zahnärzte und Apotheker zugreifen; auf Daten, die zu Notfallzwecken gespeichert sind, dürfen in Notfällen auch Angehörige eines anderen Heilberufs zugreifen (§ 291a Abs. 4 Satz 1 Nr. 2 SGB V). Von den Notfällen abgesehen ist durch die Ausgestaltung der Karte sicherzustellen, dass ein Zugriff auf die Daten nur durch eine Autorisierung der Versicherten möglich ist.

Eine Einbeziehung der Psychotherapeuten (Psychologische Psychotherapeuten und Kinder- und Jugendlichenpsychotherapeuten) in das Verfahren der elektronischen Gesundheitskarte ist im Gesetz bisher nicht ausdrücklich vorgesehen, obwohl im Gesetzgebungsverfahren entsprechende Vorstöße der Bundespsychotherapeutenkammer und der Psychotherapeutenverbände erfolgt sind. In einer Stellungnahme der Bundespsychotherapeutenkammer wurde darauf hingewiesen, dass eine gegenseitige Information zwischen Psychotherapeut und Arzt über die Mitbehandlung die Qualität der Gesamtbehandlung deutlich verbessern kann und Mehrfachdiagnostik und -behandlung vermeiden helfen würde. Sachliche Gründe für den Ausschluss der Psychotherapeuten seien nicht erkennbar. Es bleibt abzuwarten, ob die Einbeziehung der Psychotherapeuten im Rahmen einer Gesetzesauslegung ermöglicht werden kann. Im Interesse eines ungehinderten und raschen Informationsflusses zwischen den an der Behandlung des Patienten beteiligten Leistungserbringern wäre dies wünschenswert.

c) Transparenz über die Verwendung der Mittel der Krankenkassen

Der Gesetzgeber beabsichtigt durch eine Reihe von Vorschriften, die Transparenz über die Verwendung der Mittel der Krankenkassen für die Versicherten zu erhöhen. Der Gesetzgeber hat die Erwartung, dass darüber – insbesondere auch über den Wettbewerbsdruck zwischen den Krankenkassen – die Wirtschaftlichkeit der Mittelverwendung verbessert wird. Zu den Maßnahmen, von denen der Gesetzgeber über eine verbesserte Transparenz Auswirkungen auf die Wirtschaftlichkeit der Mittelverwendung erwartet, zählt z.B. die Rechenschaft über die Verwendung der Mittel.

Eine entsprechende Regelung hat der Gesetzgeber auch für die Kassenärztlichen Vereinigungen und Kassenzahnärztlichen Vereinigungen vorgeschrieben. Hier stellt die Vergleichsgröße, hinsichtlich derer die Verwaltungskosten auszuweisen sind, die Gesamtvergütungen, die sie von den Krankenkassen bekommen haben, dar. Transparenz soll hergestellt werden sowohl bezüglich der der Vorstandsvergütungen der Krankenkassen als auch der der Vorstandsvergütungen der Kassenärztlichen Vereinigungen.

d) Transparenz über Angebote, Leistungen, Kosten und Qualität

Dem Ziel einer verbesserten Transparenz über Angebote, Leistungen, Kosten und Qualität werden im GMG unterschiedliche Regelungen gewidmet. Schwerpunkt der Regelungen ist hierbei eine verbesserte Datentransparenz zu Zwecken der Steuerung des Gesundheitswesens; hierauf wird unten in Abschn. VII. weiter eingegangen.

Aus der Perspektive der Versicherten ist insbesondere die Neuformulierung einer umfassenden Informationsvorschrift der Krankenkassen von Bedeutung: Nach dem neu geschaffenen § 305 Abs. 3 SGB V müssen die Krankenkassen ihre Versicherten auf Verlangen umfassend über die in der gesetzlichen Krankenversicherung zugelassenen Leistungserbringer, einschließlich der medizinischen Versorgungszentren und der Leistungserbringer in der integrierten Versorgung, sowie über die verordnungsfähigen Leistungen informieren.

Einen Beitrag zur Verbesserung der Transparenz über die Leistungen im Gesundheitswesen soll nach dem Willen des Gesetzgebers auch das neu geschaffene Institut für Qualität und Wirtschaftlichkeit im Gesundheitswesen leisten: Zu den Aufgaben des Instituts gehört nach § 139a Abs. 3 Nr. 6 SGB V insbesondere auch die Bereitstellung von für alle Bürgerinnen und Bürger verständlichen allgemeinen Informationen zur Qualität und Effizienz in der Gesundheitsversorgung. Das Institut wird nach § 139b Abs. 1 Satz 1 SGB V im Rahmen einer Beauftragung durch den Gemeinsamen Bundesausschuss, also nicht auf eigene Initiative, tätig.

e) Patientenorganisationen, Patientenbeauftragter

Zur Stärkung der Patientensouveränität gehört auch eine aktive Rolle für Patientenorganisationen bei der Willensbildung in Entscheidungsgremien des Gesundheitswesens sowie die Etablierung eines Patientenbeauftragten:

Kern der Einbindung der Patientenorganisationen ist die Einführung eines Mitberatungsrechts im neu eingerichteten Gemeinsamen Bundesausschuss (vgl. dazu unten Abschn. VII. 4). Dieser hat wesentliche Aufgaben bei der Konkretisierung des Leistungsumfangs in der gesetzlichen Krankenversicherung unterhalb der vom Gesetzgeber direkt im Gesetz definierten Ebene. Patientenorganisationen werden hier ein Mitberatungsrecht haben. Die Organisationen benennen hierzu sach-

Stärkung der Patientensouveränität II

kundige Personen; dabei soll die Zahl der sachkundigen Personen, die von den Patientenorganisationen benannt werden, nicht größer sein als die Zahl der von den Spitzenverbänden der Krankenkassen entsandten Mitglieder. Das Nähere zur Bestimmung der Organisationen, die als Patientenorganisationen Patientenvertreter benennen können, soll das Bundesministerium für Gesundheit und soziale Sicherung in einer Rechtsverordnung regeln, die der Zustimmung des Bundesrates bedarf (§ 140g SGB V).

Im Gemeinsamen Bundesausschuss haben die Vertreter der Patientenorganisationen ein Mitberatungsrecht und ein weitgehendes Antragsrecht (§ 140f Abs. 2 Satz 4 SGB V in Verbindung mit den einschlägigen Regelungen).

Parallel zur Mitwirkung im Gemeinsamen Bundesausschuss ist auch eine Mitwirkung in den Landesausschüssen der Ärzte und Krankenkassen (§ 90 SGB V) und den Zulassungs- und Berufungsausschüssen (§§ 96, 97 SGB V) vorgesehen, soweit es um die ausnahmsweise Besetzung zusätzlicher Vertragsarztsitze oder um die Ermächtigung von Ärzten oder ärztlich geleiteten Einrichtungen zur Teilnahme an der vertragsärztlichen Versorgung geht. Das Gleiche gilt auch für die Angelegenheiten der psychotherapeutischen Versorgung.

Darüber hinaus hat das Gesetz eine ganze Reihe weiterer Mitwirkungsmöglichkeiten für Patientenvertreter vorgesehen.

Die Etablierung eines Patientenbeauftragten ist ein weiterer Schritt, den der Gesetzgeber zum Ausbau von Patientenrechten vorgesehen hat. Alte Vorbilder dienen entsprechende Patienten-„Ombudsmänner" in einer Reihe ausländischer Staaten. In der Bundesrepublik können etwa der Beauftragte für die Belange behinderter Menschen oder der Ausländerbeauftragte als Vorbilder angesehen werden.

Der Patientenbeauftragte wird (wie die beispielhaft genannten anderen Beauftragten) von der Bundesregierung, also durch Kabinettsbeschluss, eingesetzt (§ 140h Abs. 1 SGB V). Die beauftragte Person soll eine arbeitsfähige Personal- und Sachausstattung erhalten. Die Dauer der Amtsführung ist an die Wahlperiode des Deutschen Bundestags geknüpft.

Der Patientenbeauftragte hat die Aufgabe, darauf hinzuwirken, dass die Belange von Patienten berücksichtigt werden. Insbesondere zielt das Gesetz hierbei auf die Rechte der Patienten auf Beratung und Information sowie auf die Beteiligung bei Fragen der Sicherstellung der medizinischen und psychotherapeutischen Versorgung ab. Dabei soll der Patientenbeauftragte sich dafür einsetzen, dass die unterschiedlichen

Lebensbedingungen und Bedürfnisse von Männern und Frauen beachtet werden. Auch soll er sich dafür einsetzen, dass in der (gesundheitsbezogenen) Forschung geschlechtsspezifische Aspekte berücksichtigt werden.

Über diese allgemeine Beschreibung hinaus sieht die vom Bundestag beschlossene Fassung der Vorschrift eine Verpflichtung für die Bundesministerien vor, die beauftragte Person bei allen Gesetzes-, Verordnungs- und sonstigen wichtigen Vorhaben, soweit sie Fragen der Rechte und des Schutzes von Patienten behandeln oder berühren, zu beteiligen. Die Durchsetzungsfähigkeit des Patientenbeauftragten wird aus Sicht der Psychotherapeuten auch daran zu messen sein, inwiefern es möglich sein wird, ihn für die dringend erforderliche Änderung der Bedarfsplanung im Bereich der Psychotherapie bei Erwachsenen und bei Kindern und Jugendlichen zu gewinnen und damit die Aussichten für eine tatsächliche Änderung zu verbessern.

3. Veränderung von Zuzahlungsregelungen; Neugestaltung der Härtefallregelung

Der Gesetzgeber hat mit dem GMG das System der Zuzahlungen der gesetzlichen Krankenversicherung neu geregelt. In diesem Zusammenhang sind auch die Härtefallregelungen neu gestaltet worden. Die neuen Selbstbeteiligungsregelungen betreffen u.a.
- stationäre Vorsorgemaßnahmen,
- Vorsorgemaßnahmen für Mütter und Väter,
- ambulante ärztliche, zahnärztliche und psychotherapeutische Behandlung,
- Arznei- und Verbandsmittel,
- Heil- und Hilfsmittel,
- Soziotherapie,
- Krankenhausbehandlung und Rehabilitation.

An dieser Stelle sei lediglich näher auf die Einführung der sog. „Praxisgebühr" und auf die Härtefallregelungen eingegangen, da diese auch die Psychotherapeuten betreffen.

a) Praxisgebühr

Der Gesetzgeber erwartet sich von der Einführung der Praxisgebühr eine Stärkung der Eigenverantwortung der Versicherten und einen Beitrag zur Konsolidierung der Finanzen der GKV.

Die Zuzahlung beträgt für jede erste Inanspruchnahme im Kalendervierteljahr, die nicht auf Überweisung aus demselben Kalendervierteljahr erfolgt, 10 Euro (§ 28 Abs. 4 i.V.m. § 61 Satz 2 SGB V). Da die Praxisgebühr bei jeder ambulanten Erstinanspruchnahme eines ärztlichen Leistungserbringers in einem Quartal anfällt, es sei denn, sie erfolgt auf Überweisung, fällt eine mehrfache Zahlung der Praxisgebühr an, wenn der Patient in einem Quartal mehrere Ärzte ohne Überweisung oder neben Ärzten auch Zahnärzte aufsucht. Neben den Vertragsärzten (einschließlich der Medizinischen Versorgungszentren sowie der ermächtigten Krankenhausärzte) sind auch die außerhalb der vertragsärztlichen Versorgung an der ambulanten ärztlichen Versorgung teilnehmenden Leistungserbringer (z.b. Krankenhäuser, Leistungserbringer in der integrierten Versorgung) verpflichtet, die Praxisgebühr zu erheben.

Die Zuzahlung ist an den Leistungserbringer zu leisten, der sie zu quittieren hat, wofür kein gesonderter Vergütungsanspruch besteht (§ 61 Satz 4 SGB V). Bei Versicherten, die anstelle der Sachleistungen Kostenerstattung gewählt haben, behält die Krankenkasse den Zuzahlungsbetrag bei der Kostenerstattung ein. Der Vergütungsanspruch des Leistungserbringers gegenüber seiner KV und deren Anspruch auf Gesamtvergütung gegenüber der Krankenkasse verringert sich entsprechend (§ 43b Abs. 2 SGB V).

Von der Praxisgebühr befreit sind:
- Versicherte unter 18 Jahren, d.h. wenn der Patient die Praxis vor seinem 18. Geburtstag aufsucht,
- Arztkontakte wegen einer Schutzimpfung (sofern diese zum Leistungskatalog der Krankenversicherung gehört),
- Arztkontakte wegen einer Früherkennungsuntersuchung,
- regelmäßige zahnmedizinische Untersuchungen im Rahmen der eigenen Bemühungen des Versicherten zur Gesunderhaltung der Zähne,
- Versicherte, auf die die Härtefallregelung wegen Überforderung mit Zuzahlungen (vgl. dazu unten) zutrifft,
- Schwangerenvorsorge (§ 196 RVO).

Die Einführung der Praxisgebühr hat viel Unruhe in der Ärzteschaft ausgelöst. Die Partner der Bundesmantelverträge (KBV und Spitzenverbände der Krankenkassen) sind vom Gesetzgeber aufgefordert, rechtzeitig Ausführungsbestimmungen zur Umsetzung der Praxisgebühr zu erarbeiten, wobei der bürokratische Aufwand möglichst minimiert werden sollte.

Da zum Zeitpunkt des Redaktionsschlusses dieser Broschüre das Schiedsamtsverfahren eingeleitet worden war, weil die Vertragspartner keinen Konsens erzielen konnten, muss auf die kurzfristig erfolgende Information durch die Berufsverbände und die Kassenärztlichen Vereinigungen über die Umsetzung der Praxisgebühr ab dem 1. Quartal 2004 verwiesen werden.

b) Härtefallregelung

Das bisherige Recht sah zwei Härtefallregelungen vor: zum einen eine vollständige, zum anderen eine teilweise Befreiung von Zuzahlungen. Die vollständige Befreiung von Zuzahlungen galt für Personen mit geringem Einkommen. Die teilweise Befreiung galt, wenn geleistete Zuzahlungen eine bestimmte Belastungsgrenze überschritten. Bei chronisch Kranken entfiel diese Zuzahlung ab dem zweiten Jahr, so dass hier faktisch ebenfalls eine vollständige Befreiung von Zuzahlungen vorlag. Das GMG hat die vollständige Befreiung von Zuzahlungen gestrichen und die teilweise Befreiung von Zuzahlungen neu gestaltet (§ 62 SGB V).

Nach der Neuregelung werden alle Zuzahlungen, die Versicherten im Laufe eines Kalenderjahres zu leisten haben, bei der Ermittlung der Belastungsgrenze für die teilweise Befreiung von Zuzahlungen berücksichtigt, während in der bisherigen Regelung nur die Zuzahlungen zu Arznei-, Verband- und Heilmitteln berücksichtigt wurden. Erreichen Versicherte die Belastungsgrenze, haben sie für den Rest des Kalenderjahres keine Zuzahlungen mehr zu leisten. Die Belastungsgrenze beträgt wie bisher zwei Prozent der jährlichen Bruttoeinnahmen zum Lebensunterhalt, bei chronisch kranken Versicherten, die wegen derselben schwerwiegenden Erkrankung in Dauerbehandlung sind, beträgt sie ein Prozent der jährlichen Bruttoeinnahmen zum Lebensunterhalt. Der Gemeinsame Bundesausschuss soll das Nähere zur Definition einer schwerwiegenden chronischen Erkrankung in einer Richtlinie festlegen.

Veränderung von Zuzahlungsregelungen II

Bei der Ermittlung der Belastungsgrenze werden einerseits die Zuzahlungen aller mit dem Versicherten in einem gemeinsamen Haushalt zusammenlebenden Angehörigen des Kalenderjahres, andererseits auch die Bruttoeinnahmen aller Haushaltsangehörigen zusammengerechnet.

Eine Sonderregelung gilt auch für Empfänger von Hilfe zum Lebensunterhalt nach dem Bundessozialhilfegesetz – waren diese bislang durch die vollständige Befreiung von Zuzahlungen begünstigt, müssen sie nun auch Zuzahlungen leisten, wobei jedoch bei der Ermittlung der Bruttoeinnahmen zum Lebensunterhalt nur der Regelsatz des Haushaltsvorstandes herangezogen wird.

III. Weiterentwicklung der ambulanten ärztlichen und psychotherapeutischen Versorgung

Die Ausgaben der Krankenkassen für die ambulante vertragsärztliche Versorgung betrugen 24,40 Mrd. Euro im Jahr 2002 (16,3 % der Leistungsausgaben in 2002). Mit diesem Finanzvolumen soll durch 125 000 Vertragsärzte einschließlich der Vertragspsychotherapeuten für insgesamt 70 Mio. Versicherte, das sind knapp 80 % der Bevölkerung, die ambulante vertragsärztliche Versorgung ausreichend, zweckmäßig und wirtschaftlich als Sachleistung zur Verfügung gestellt werden. Die Diskussionen über die Eignung der derzeitigen gesetzlichen und vertraglichen Regelungen zur Gewährleistung dieser ausreichenden und wirtschaftlichen vertragsärztlichen Versorgung sowie über die Angemessenheit dieses Finanzvolumens für die vertragsärztliche Vergütung sind in den vergangenen Jahren nicht zur Ruhe gekommen:

- monopolartige kollektivvertragliche Strukturen müssten abgelöst und durch eine stärker wettbewerblich orientierte Struktur abgelöst werden;
- die Zuordnung der Risiken zwischen Krankenkassen einerseits und Kassenärztlichen Vereinigungen andererseits wird kritisiert und eine Rückverlagerung des so genannten Morbiditätsrisikos auf die Krankenkassen verlangt;
- die Sektorierung der Versorgung wird als Folge dieses Kollektivvertragssystems angesehen und das Kollektivvertragssystem damit als Ursache für Qualitäts- und Effizienzdefizite in der Patientenversorgung ausgemacht;
- die Angemessenheit der derzeitigen Vergütung und Vergütungsverteilung vertragsärztlicher Leistungen wird in Frage gestellt.

Der Gesetzgeber kann in einem durch die Selbstverwaltung geprägten System grundsätzlich nur die Rahmenbedingungen so gestalten, dass Akzeptanz und Angemessenheit der Ergebnisse durch die Selbstverwaltungen als Träger der Versorgung besser erreicht werden können. Während noch im Entwurf des GMG der allmähliche Übergang vom Kollektivvertragssystem zum Einzelvertragssystem in der fachärztlichen (und psychotherapeutischen) Versorgung vorgesehen war, enthalten die neuen Vorschriften zur hausarztzentrierten Versorgung (§ 73b SGB V) sowie zu den besonderen (fachärztlichen) Versorgungsaufträgen (§ 73c SGB V) deutliche einzelvertragliche Elemente, allerdings eingebettet in einen kollektivvertraglichen Rahmen.

Basis der Problemlösungen und Basis der Weiterentwicklung der vertragsärztlichen Versorgung bleibt damit trotz aller Diskussionen um wettbewerbliche Elemente das tradierte, über etliche Jahrzehnte gewachsene Kollektivvertragssystem mit all seinen Eigentümlichkeiten und Verästelungen. Dieser Weiterentwicklungsprozess hat im GMG folgende Schwerpunkte:

1. Sozialversicherungsrechtliche Fortbildungspflicht

Der Gesetzgeber sah es angesichts der Entwicklung des medizinischen (und psychotherapeutischen) Fortschritts einerseits und der u.a. vom Sachverständigenrat festgestellten gravierenden Mängel in der ärztlichen Fortbildung andererseits als unerlässlich an, eine sozialrechtlich verankerte Fortbildungspflicht einzuführen.

Voraussetzung für die Eintragung in das Arztregister und damit für eine Zulassung als Psychotherapeut ist eine abgeschlossene Ausbildung mit Schwerpunkt in einem nach den Psychotherapierichtlinien zugelassenen Psychotherapieverfahren. Eine sozialversicherungsrechtliche Regelung, die – zusätzlich – absichert, dass ein zugelassener Psychotherapeut das Fachwissen, das er zu Beginn der Zulassung mitbringt, erhält, aktualisiert sowie insbesondere an den Fortschritt in der Psychotherapie anpasst, gibt es bisher nicht. Die Pflicht zur Fortbildung ist derzeit nur in den Heilberufsgesetzen der Länder (z.B. § 30 Heilberufsgesetz Nordrhein-Westfalen) und dementsprechend in den jeweiligen Berufsordnungen für die Kammerangehörigen vorgesehen.

Künftig werden alle zur vertragsärztlichen Versorgung zugelassenen Ärzte und Psychotherapeuten alle 5 Jahre ihre Fortbildung nachweisen müssen, wenn sie nicht Kürzungen der Vergütungen bzw. ausnahmsweise sogar den Entzug der Zulassung in Kauf nehmen wollen. Die regelhafte Verknüpfung einer Nichterfüllung der Fortbildungspflicht

Sozialversicherungsrechtliche Fortbildungspflicht III

mit dem Entzug der Zulassung – wie er noch im Entwurf eines GMG enthalten war – ist allerdings entfallen.

Jeder zugelassene Arzt oder Psychotherapeut ist künftig verpflichtet, sich in dem Umfang fachlich fortzubilden, wie es zur Erhaltung und Fortentwicklung der zu seiner Berufsausübung in der vertragsärztlichen Versorgung erforderlichen Fachkenntnisse notwendig ist. Die Fortbildungsinhalte müssen dem aktuellen Stand der wissenschaftlichen Erkenntnisse entsprechen; sie müssen frei von wirtschaftlichen Interessen sein (§ 95d Abs. 1 SGB V). Die allgemein geltende berufsrechtliche Fortbildungspflicht wird dadurch um eine spezifische krankenversicherungsrechtliche Fortbildungspflicht ergänzt.

Die Pflicht zu Fortbildung gilt auch für ermächtigte Psychotherapeuten und Ärzte (§ 95d Abs. 4 SGB V) und für angestellte Psychotherapeuten und Vertragsärzte in einer freiberuflichen Praxis sowie in medizinischen Versorgungszentren (§ 95d Abs. 5 SGB V). Auch Krankenhausärzte und -psychotherapeuten haben die Pflicht, sich regelmäßig fortzubilden (§ 137 SGB V).

Die Erfüllung der Fortbildungspflicht ist spätestens alle 5 Jahre gegenüber der KV nachzuweisen. Für Psychotherapeuten und Vertragsärzte, die sechs Monate nach Inkrafttreten des Gesetzes bereits zugelassen sind, ist der Nachweis erstmals bis zum 30.6.2009 zu führen. Für Psychotherapeuten und Vertragsärzte, die nach dem 30.6.2004 zugelassen werden, ist der Nachweis entsprechend später zu führen. Die Erfüllung der Fortbildungspflicht kann durch entsprechende Nachweise auch zu einem früheren Zeitpunkt nachgewiesen werden.

Dabei wird der Umfang der im Fünfjahreszeitraum notwendigen Fortbildung, der zur Erhaltung und Fortentwicklung der für das jeweilige Fachgebiet erforderlichen Fachkenntnisse notwendig ist, von der Kassen(zahn)ärztlichen Bundesvereinigung im Einvernehmen mit der Bundespsychotherapeutenkammer und der Bundesärztekammer (Bundeszahnärztekammer) festgelegt (§ 95d Abs. 6 SGB V).

Der Nachweis kann grundsätzlich durch alle Fortbildungszertifikate der Ärzte-, Zahnärzte- und Psychotherapeutenkammern geführt werden (§ 95d Abs. 2 Satz 1 SGB V), die die Kriterien nach § 95d Abs. 1 erfüllen, d.h. die dem aktuellen Stand der medizinischen Erkenntnisse entsprechen und frei von wirtschaftlichen Interessen sind. Doppelbelastungen der Psychotherapeuten und Ärzte durch berufsrechtliche und krankenversicherungsrechtliche Fortbildungspflichten werden dadurch vermieden. Weitere inhaltliche oder verfahrensmäßige Vorgaben, denen die Fortbildungszertifikate der Kammern entsprechen müssen, um die Kriterien des Absatzes 1 zu erfüllen, sind krankenversicherungsrechtlich nicht geregelt. Die Landeskammern der Psychologischen Psychotherapeuten und der Kinder- und Jugendlichenpsychotherapeuten werden im Laufe des Jahres 2004 ihre Mitglieder ausführlich über den Umfang und die Durchführung zertifizierter Fortbildungsveranstaltungen informieren. Weitergehende Vorstellungen, die im Entwurf des GMG noch enthalten waren, nämlich die, dass der Inhalt geeigneter Fortbildungsveranstaltungen durch Richtlinien des Gemeinsamen Bundesausschusses festgelegt werden sollten, wurden fallen gelassen.

Ausnahmsweise kann der Nachweis, dass eine Fortbildung, die nicht von einer Kammer durchgeführt oder zertifiziert wurde und auch nicht den von der Bundespsychotherapeutenkammer bzw. Bundesärztekammer festgelegten Kriterien entspricht, gleichwohl mit den Anforderungen nach Absatz 1 übereinstimmt, auch durch sonstige Nachweise erbracht werden. In Betracht kommen dabei nach der Begründung des Gesetzentwurfes insbesondere ausländische Zertifikate.

Wird der Nachweis der Fortbildung nicht oder nicht vollständig innerhalb des für ihn maßgeblichen Fünfjahreszeitraumes erbracht, hat die jeweilige KV das Honorar zu kürzen (§ 95d Abs. 3 Satz 4 SGB V). Dabei kann die KV nur die Vergütungen kürzen, die über sie abgewickelt werden; andere Vergütungen, d.h. insbesondere auch Vergütungen auf der Grundlage von Direktverträgen mit Krankenkassen, werden von der Kürzung des Honorars nicht erfasst. Die Kürzung des Honorars beginnt mit Ablauf des Fünfjahreszeitraumes. Die Honorarkürzung beträgt innerhalb der ersten vier Quartale nach Ablauf des Fünfjahres-Zeitraumes 10 %, für die darauffolgenden Quartale 25 %; die Honorarkürzung endet erst nach Ablauf des Quartals, in dem der vollständige Fortbildungsnachweis erbracht wird. Dabei kann eine Fortbildung – nur – innerhalb von zwei Jahren nach Ablauf des Fünfjahreszeitraumes ganz oder teilweise nachgeholt werden (§ 95d Abs. 3 Satz 5 SGB V). Die Kürzung des Honorars erfolgt auch dann, wenn der Psychotherapeut die Nichterfüllung der Fortbildungspflicht nicht verschuldet, bzw. nicht zu vertreten hat. Der Fünfjahreszeitraum kann nur für die Zeit eines Ruhens der Zulassung unterbrochen werden (§ 95d Abs. 3 Satz 1, 2. Halbsatz SGB V).

Wird der ausreichende Fortbildungsnachweis nicht spätestens mit Ablauf von zwei Jahren nach Ablauf des Fünfjahreszeitraums erbracht, soll die jeweilige KV gegenüber dem Zulassungsausschuss einen Antrag auf Entziehung der Zulassung stellen, da die Nichterfüllung der sozialversicherungsrechtlichen Fortbildungspflicht im Regelfall als eine gröbliche Verletzung vertragsärztlicher Pflichten zu werten ist.

Da der Psychotherapeut nach Ablauf der zweijährigen Nachfrist die Fortbildung für einen abgelaufenen Fünfjahreszeitraum nicht mehr nachholen kann, wird das Verfahren im Zulassungsausschuss im Regelfall zu einer Entziehung der Zulassung führen müssen, es sei denn, es gelingt dem Psychotherapeuten, besondere Gründe wie z.b. Krankheit geltend zu machen, die es rechtfertigen, dass der Fortbildungspflicht ganz oder teilweise nicht nachgekommen wurde.

2. Qualitätsmanagement in der vertragsärztlichen, -psychotherapeutischen Praxis

Das Ziel der Verbesserung der Qualität der Patientenversorgung soll nicht nur durch die neue vertragsärztliche Fortbildungspflicht, sondern auch durch die Weiterentwicklung der Qualitätssicherung in der ambulanten vertragsärztlichen Versorgung erreicht werden. Sowohl auf die einzelne ärztliche Praxis wie auch auf die Kassenärztlichen Vereinigungen kommen neue Aufgaben zu.

Bisher war die einzelne Praxis – ebenso wie das Krankenhaus – nur verpflichtet, sich an einrichtungsübergreifenden Maßnahmen der Qualitätssicherung zu beteiligen, die insbesondere das Ziel haben sollten, die Ergebnisqualität der Praxis zu verbessern. Eine Verpflichtung zu einrichtungsinterner Qualitätssicherung bestand – anders als für das Krankenhaus – für die niedergelassene Praxis nicht. Künftig wird auch die Praxis (das medizinische Versorgungszentrum, der Vertragszahnarzt, der Vertragspsychotherapeut) verpflichtet sein, ein einrichtungsinternes Qualitätsmanagement einzuführen und weiterzuentwickeln (§ 135a Abs. 2 Nr. 2 SGB V).

Jede Praxis muss sich also an einrichtungsübergreifenden Maßnahmen der Qualitätssicherung beteiligen und zusätzlich ein praxisinternes Qualitätsmanagement einführen und weiterentwickeln. Die ärztliche und psychotherapeutische Praxis wird durch die Reform damit mit den stationären Einrichtungen und deren Pflichten zur Qualitätssicherung grundsätzlich gleichgestellt. Der Gesetzgeber geht allerdings davon aus, dass der Umfang der Maßnahmen im Zusammenhang mit dem Qualitätsmanagement in der vertragsärztlichen Praxis nicht gleichzusetzen ist mit dem Aufwand, der im stationären Bereich für einrichtungsinterne Qualitätssicherung erforderlich ist. Der Aufwand für ein einrichtungsinternes Qualitätsmanagement der ärztlichen und psychotherapeutischen Praxis muss in einem angemessenen Verhältnis zur personellen und strukturellen Ausstattung einer Praxis stehen. Die „verpflichtenden Maßnahmen der einrichtungsübergreifenden Qualitätssicherung" sowie die grundsätzlichen Anforderungen an ein einrichtungsinternes Qualitätsmanagement werden künftig vom Gemeinsamen Bundesausschuss festgelegt. Dabei ist auch die Angemessenheit der Anforderungen an ein einrichtungsinternes Qualitätsmanagement in einer Praxis zu berücksichtigen. Eine generelle Ausnahme von der einrichtungsinternen Qualitätssicherung für Einzel- oder Kleinstpraxen dürfte allerdings nicht möglich sein.

Die Aufgaben der KVen im Bereich der Qualitätssicherung werden weiter ausgebaut. Sie haben künftig Maßnahmen zur Förderung der Qualität der vertragsärztlichen Versorgung durchzuführen, die Ziele und Ergebnisse dieser Qualitätssicherungsmaßnahmen zu dokumentieren und jährlich zu veröffentlichen (§ 136 Abs. 1 SGB V). Zur Förderung der Transparenz sollen die Ergebnisse in allgemein verständlicher Form allgemein zugänglich gemacht werden. Die Angabe personenbezogener Daten, z.b. einzelner Ärzte, ist aus datenschutzrechtlichen Gründen nicht zulässig.

Die KVen prüfen wie bisher die Qualität der in der vertragsärztlichen Versorgung erbrachten Leistungen auf der Grundlage von Stichproben (§ 136 Abs. 2 SGB V). Die Kriterien zur Qualitätsbeurteilung vertragsärztlicher Leistungen sowie Auswahl, Umfang und Verfahren der Stichprobenprüfung vertragsärztlicher Leistungen werden bundeseinheitlich vom Gemeinsamen Bundesausschuss in Richtlinien festgelegt (§ 136 Abs. 2 Satz 2 SGB V). Die Durchführung einrichtungsinterner Maßnahmen der Qualitätssicherung in der ärztlichen Praxis ist dabei zu berücksichtigen.

Seit geraumer Zeit sind von der KBV – einer Empfehlung der Gesundheitsministerkonferenz folgend sowie im Vorgriff auf die gesetzliche Regelung – die konzeptionellen Grundlagen für die Entwicklung eines spezifischen Qualitätsmanagementverfahrens für den ambulanten Sektor erarbeitet worden.

Es handelt sich dabei um ein modulares System. Der Entwurf sieht einen Baustein A vor. Dieser beinhaltet eine Zusammenstellung von Qualitätszielen, aus denen wiederum Kernziele extrahiert wurden. Die bisher entwickelten Unterlagen, haben einen allgemeingültigen Charakter und unterscheiden bislang nicht grundsätzlich zwischen Fachrichtungen oder kleinen und größeren Praxen. Eine Ausnahme hiervon ist selbstverständlich die Möglichkeit, bestimmte Qualitätsziele als „nicht anwendbar" zu klassifizieren. Jedes Kapitel gibt es in einer Version, die sämtliche umfassenden Ziele/Anforderungen enthält und in einer Version, die ausschließlich die Kernziele/-anforderungen enthält. Diese Qualitätsziele können als Anregung und praktische Umsetzungshilfe für die Einführung von Qualitätsmanagement in Arztpraxen dienen. In einem weiteren Schritt soll es möglich sein, anhand eines korrespondierenden Bewertungskataloges sich selbst zu hinterfragen, inwieweit die vorgeschlagene Qualitätsziele/-anforderungen bzw. Kernziele/-anforderungen erfüllt sind, oder dies – alternativ – durch Externe bewerten zu lassen (Zertifizierung). Im Quartal I/2004 soll eine Pilotphase mit 30–60 Praxen gestartet werden, ab Quartal IV/2004 soll das Verfahren bundesweit eingesetzt werden. Der zweite Baustein (B) sind fachspezifische Unterstützungshilfen mit Hilfe eine Muster-Handbuchs.

3. Teilöffnung der Krankenhäuser

In der gegenwärtigen sektorbezogenen Versorgungsstruktur sind stationäre Versorgung im Krankenhaus und ambulante vertragsärztliche Versorgung notwendig voneinander getrennt. Gesetzlich geregelte Ausnahmen wie insbesondere für vor- und nachstationäre Behandlung im Krankenhaus (§ 115a SGB V), für ambulante Operationen im Krankenhaus (§ 115b SGB V), für ambulante Behandlung durch Krankenhausärzte (§ 116 SGB V) sowie durch Hochschulambulanzen (§ 117 SGB V) und psychiatrische Institutsambulanzen (§ 118 SGB V) beschränken abschließend den Bereich, in dem das Krankenhaus bzw. der Krankenhausarzt in der ambulanten vertragsärztlichen Versorgung tätig werden dürfen.

Diese Trennung der Sektoren bzw. die Schnittstelle zwischen der stationären Versorgung und der ambulanten vertragsärztlichen Versorgung wird seit Jahren als ein wesentlicher Grund für Qualitätsdefizite in der Versorgung der Patienten insbesondere bei der Behandlung chronischer Erkrankungen angesehen. Hinzu kommt die bisher unterschiedliche Entwicklung der Vergütungssysteme im stationären und ambulanten Bereich, die mit der Einführung der DRGs im Krankenhaus einen Morbiditätsbezug der Vergütung herstellt, der im ambulanten Vergütungssystem noch nicht abgebildet ist, mit der Konsequenz, dass die Durchlässigkeit der Sektorgrenzen gerade auch wegen der divergierenden Vergütungsansätze noch weiter reduziert wird. Mit der Einführung morbiditätsorientierter Regelleistungsvolumina ab 2007 soll auch hier ein Gleichklang der Entwicklung erreicht und damit eine bessere Durchlässigkeit der Sektorgrenzen erzielt werden.

Die GKV-Reform 2004 bringt an der Schnittstelle zwischen Krankenhausversorgung und ambulanter vertragsärztlicher Versorgung vier Erweiterungen, mit denen zwar nicht alle Ansätze des Entwurfs des GMG aufgegriffen werden, die jedoch insbesondere bei der Versorgung chronisch kranker Versicherter eine deutliche Entspannung der Schnittstellenfrage bringen werden.

a) Öffnung im Rahmen von Disease-Management-Programmen (§ 116b Abs. 1 SGB V)

Bisher sind auf der Grundlage von Empfehlungen des Koordinierungsausschusses (künftig Gemeinsamer Ausschuss) Anforderungen für strukturierte Behandlungsprogramme für folgende Krankheiten vom Verordnungsgeber festgelegt worden:
– Diabetes Typ 2,
– Brustkrebs,
– Koronare Herzkrankheit.

Empfehlungen für weitere chronische Erkrankungen sind in Vorbereitung. Mit strukturierten Behandlungsprogrammen wird das Ziel verfolgt, die Qualität der Patientenversorgung sowie die Effizienz der Versorgung zu verbessern.

Bei der Gestaltung der Anforderungen für die Behandlung chronischer Krankheiten in DMPs sind der Koordinierungsausschuss und auch der Verordnungsgeber derzeit an die starre Grenzziehung zwischen ambulanter vertragsärztlicher Versorgung und stationärer Krankenhausversorgung gebunden. Die Zuordnung der Versorgungsebenen bei der Behandlung in strukturierten Behandlungsprogrammen hat sich daher nach der Schnittstelle ambulante/stationäre Versorgung und nicht allein nach den medizinischen Notwendigkeiten der Chronikerversorgung zu richten.

Die GKV-Reform 2004 ermöglicht hier eine Öffnung des Krankenhauses im Rahmen der Anforderungen an die Behandlung in DMPs (§ 116b Abs. 1 SGB V), wenn verschiedene Voraussetzungen erfüllt sind, die hier jedoch nicht im Einzelnen wiedergegeben werden.

b) Öffnung der Krankenhäuser für hochspezialisierte Leistungen (§ 116b Abs. 2 bis Abs. 5 SGB V)

Die wohl wichtigste Veränderung an der Schnittstelle zwischen ambulanter und stationärer Versorgung enthält § 116b Abs. 2 bis Abs. 5 SGB V. Für hochspezialisierte Leistungen (erste Alternative), Behandlung seltener Erkrankungen (zweite Alternative) sowie die Behandlung von Erkrankungen mit besonderen Krankheitsverläufen (dritte Alternative) wird das Krankenhaus als Einrichtung kraft Gesetzes geöffnet (§ 116b Abs. 2 SGB V). Dem liegt die Vorstellung zugrunde, dass z.b. wegen der technischen Anforderungen (hochspezialisierte Leistungen; erste Alternative) oder wegen der Seltenheit der Erkrankung und der für die Behandlung derartiger Krankheiten erforderlichen speziellen Kenntnisse und Erfahrungen (zweite Alternative) oder wegen der besonderen Krankheitsverläufe (z.B. ein häufiger Wechsel zwischen der ambulanten und der stationären Versorgungsebene) im Interesse einer optimalen Patientenversorgung eine Öffnung des Krankenhauses für die ambulante Versorgung geboten ist.

Der Gesetzgeber hat sich wegen der zu erwartenden Schwierigkeiten bei der Festlegung dieses Öffnungskorridors in der Selbstverwaltung dazu entschlossen, die ersten relevanten Leistungen bzw. Erkrankungen selbst festzulegen (§ 116b Abs. 3 SGB V), mit der Folge, dass die Krankenhäuser für diese Fälle bereits mit In-Kraft-Treten der Reform zum 1.1.2004 geöffnet werden können.

Der Gemeinsame Bundesausschuss hat erstmals bis zum 31.3.2004 den gesetzlichen Katalog zu ergänzen um weitere seltene Erkrankungen, Erkrankungen mit besonderen Krankheitsverläufen sowie weitere hochspezialisierte Leistungen (§ 116b Abs. 4 SGB V). Der Gemeinsame Bundesausschuss hat den (gesetzlich festgelegten) Katalog (Absatz 3) alle zwei Jahre zu überprüfen mit dem Ziel festzustellen, ob alle genannten Leistungen noch notwendig sind bzw. neue Leistungen hinzukommen müssen. Hierbei kann der Gemeinsame Bundesausschuss auch gesetzlich festgelegte Leistungen aus dem Katalog herausnehmen, wenn sie den Kriterien für die Zuordnung zu dem Katalog nicht mehr entsprechen.

c) Öffnung von Einrichtungen der Behindertenhilfe (§ 119a SGB V)

Die ambulante ärztliche Behandlung geistig Behinderter hat in der Vergangenheit auch auf Grund der Besonderheiten ihres Behandlungsbedarfs immer wieder zu Problemen geführt, die auch vom Behindertenbeauftragten der Bundesregierung mehrfach thematisiert worden sind. Das GMG in der Fassung, die es auf Grund der Ausschussberatungen bekommen hat, sieht dementsprechend eine Öffnung bestimmter Einrichtungen der Behindertenhilfe für die ambulante ärztliche Versorgung vor.

d) Öffnung bei Unterversorgung (§ 116a SGB V)

Wird in der ambulanten vertragsärztlichen Versorgung in einem Fachgebiet (z.b. Kardiologie) vom Landesausschuss Unterversorgung festgestellt, so ist der Zulassungsausschuss berechtigt, ein zugelassenes Krankenhaus für das entsprechende Fachgebiet auf Antrag des Krankenhauses zur ambulanten vertragsärztlichen Versorgung zu ermächtigen, soweit dies zur Deckung der Unterversorgung erforderlich ist (§ 116a SGB V). Die Grenze für die Feststellung der Unterversorgung durch den Zulassungsausschuss liegt wie bisher bei 75 % für die hausärztliche und bei 50 % für die fachärztliche Versorgung. Die Vergütung eines derart ermächtigten Krankenhauses richtet sich nach § 120 Abs. 1 SGB V, erfolgt also damit aus der Gesamtvergütung.

e) Öffnung im Rahmen der Integrationsversorgung (§ 140b Abs. 4 Satz 2 SGB V)

Auf der Grundlage des bisher geltenden Rechts wurde davon ausgegangen, dass Krankenhäuser, auch wenn sie an Integrationsverträgen teilnehmen, Leistungen nur im Rahmen ihres jeweiligen Zulassungsstatus erbringen können, d.h. auch im Rahmen von Integrationsverträgen grundsätzlich keine ambulanten Leistungen erbringen können, sondern auf den Status ihrer stationären Zulassung begrenzt sind. Dies hat zu der berechtigten Kritik geführt, dass der Zweck der Integrationsversorgung, nämlich die sektorenübergreifende Versorgung, damit für das Krankenhaus nicht realisierbar sei, was wiederum die Attraktivität der Integrationsversorgung verringere.

Medizinische Versorgungszentren (§ 95 SGB V) III

Das Gesetz geht an dieser Stelle einen Mittelweg, da wegen der vertragsärztlichen Bedarfsplanung im ambulanten Sektor eine uneingeschränkte Öffnung von Krankenhäusern auch im Rahmen von Integrationsverträgen rechtlich nicht möglich ist. Dieser Mittelweg besteht darin, dass die Vertragspartner einer Integrationsversorgung auf der Grundlage ihres jeweiligen Zulassungsstatus für die Durchführung der Integrationsversorgung vereinbaren können, dass Leistungen auch dann erbracht werden können, wenn sie über den jeweiligen Zulassungsstatus hinausgehen.

D.h. ein Krankenhaus kann dann im Rahmen eines Integrationsvertrages über seinen Zulassungsstatus hinaus ambulante Leistungen erbringen, wenn Teilnehmer der Integrationsversorgung auch zur ambulanten Versorgung zugelassene Vertragsärzte sind, mit denen die Öffnung für die ambulante Leistungserbringung vereinbart wird. Gleiches gilt auch umgekehrt, nämlich für die Erbringung ambulanter Leistungen am Krankenhaus für die am Integrationsvertrag teilnehmenden Ärzte.

4. Medizinische Versorgungszentren (§ 95 SGB V)

Die vertragsärztliche Versorgung wird künftig nicht mehr nur von niedergelassenen, zugelassenen Vertragsärzten, ermächtigten Ärzten und ermächtigten ärztlich geleiteten Einrichtungen erbracht, sondern auch von zugelassenen medizinischen Versorgungszentren (§ 95 Abs. 1 Satz 1 SGB V). Neben die bisher dominierende Form der Leistungserbringung durch freiberuflich tätige, niedergelassene Vertragsärzte und -psychotherapeuten treten auch medizinische Versorgungszentren mit angestellten Ärzten. Hier soll eine Versorgung „aus einer Hand" möglich sein.

Medizinische Versorgungszentren sind nach der Legaldefinition des § 95 Abs. 1 Satz 2 SGB V fachübergreifende ärztlich geleitete Einrichtungen, in denen Ärzte oder Psychotherapeuten, die in das Arztregister eingetragen sind, als Angestellte oder als Vertragsärzte bzw. -psychotherapeuten tätig sind. Kennzeichnend für ein derartiges Zentrum ist neben der ärztlichen Leitung (die Leitung durch einen Psychologischen Psychotherapeuten oder einen Kinder- und Jugendlichenpsychotherapeuten ist ausgeschlossen) der interdisziplinäre Charakter.

III Weiterentwicklung der ambulanten psychotherapeutischen Versorgung

In Betracht kommt die Kombination verschiedener Fachgebiete (z.B. Hausärzte, Fachärzte, Psychotherapeuten), aber auch die Kombination von verschiedenen sonstigen Elementen ambulanter Versorgung wie z.b. häuslicher Pflegedienst, Ergotherapie usw.. Die Grenzen zur Integrationsversorgung sind fließend (§ 140d Abs. 1 Nr. 5 SGB V).

Medizinische Versorgungszentren können „sich aller zulässigen Organisationsformen bedienen" (§ 95 Abs. 1 Satz 3 SGB V), was bedeutet, dass die Zentren sich aller juristischen Gestaltungsmöglichkeiten bedienen können, um die geforderte einheitliche Trägerschaft für das Leistungsangebot zu begründen. Dies allerdings mit einer Einschränkung, nämlich der, dass die gewählte Gestaltungsform überhaupt geeignet ist, eine einheitliche Trägerschaft rechtlich zu begründen. Angefangen von den Personengesellschaften, über die Partnerschaftsgesellschaft bis hin zu den juristischen Personen des privaten (GmbH, AktG) und des öffentlichen Rechts sind alle Trägerformen möglich. Ob auch Zusammenzuschlüsse von Freiberuflern wie insbesondere die Partnerschaftsgesellschaft „Träger" eines Versorgungszentrums sein können, hängt davon ab, inwieweit die gewählte Rechtsform geeignet ist, als Träger eines Versorgungszentrums zur vertragsärztlichen Versorgung zugelassen zu werden. Denn zugelassen wird das Zentrum und nicht der in diesem Zentrum (angestellte) Arzt. Möglich wäre aber auch eine Rechtsform, in der Psychotherapeuten die Trägerschaft eines Medizinischen Versorgungszentrums übernehmen, wobei die ärztliche Leitung dann von einem angestellten Arzt zu übernehmen wäre.

Die maßgebliche rechtliche Neuerung besteht darin, dass neben den für Freiberufler statthaften Gesellschaftsformen künftig die juristische Person des privaten (und des öffentlichen) Rechts als Träger eines Versorgungszentrums auftreten kann und – ähnlich wie ein Krankenhaus – mit angestelltem Personal Leistungen erbringt. Die freiberufliche Form der Leistungserbringung wird also durch die Leistungserbringung einer juristischen Person ergänzt.

Errichtet werden können diese Zentren von Leistungserbringern, die auf Grund von Zulassung, Ermächtigung oder Vertrag an der medizinischen Versorgung der Versicherten teilnehmen, d.h. alle diejenigen, denen das SGB V den Status eines zugelassenen Leistungserbringers verleiht, können Zentren errichten oder sich an der Errichtung von Zentren beteiligen. Krankenkassen oder andere Sozialversicherungsträger können medizinische Versorgungszentren nicht errichten. Gleiches gilt für kommunale Träger oder Wohlfahrtsverbände in dieser Eigenschaft (anders allerdings der Wohlfahrtsverband als Träger eines zur Versorgung zugelassenen Pflegedienstes oder als Träger eines zuge-

Medizinische Versorgungszentren (§ 95 SGB V) III

lassenen Krankenhauses). Ebenso sind pharmazeutische Hersteller bzw. Großhändler keine zugelassenen Leistungserbringer, da sie keine Produkte oder Dienstleistungen unmittelbar an die Versicherten und Patienten abgeben. Insbesondere zugelassene Vertragsärzte (Ärzte-GmbH), aber auch alle stationären Leistungserbringer sind prädestiniert für die Trägerschaft eines medizinischen Versorgungszentrums möglicherweise kombiniert mit einem Integrationsvertrag in der Form einer Managementgesellschaft (§ 140b Abs. 1 Nr. 5 SGB V).

Ein medizinisches Versorgungszentrum kann die Zulassung zur ambulanten vertragsärztlichen Versorgung beantragen, z.b. für 10 Ärzte der Fachgebiete Innere Medizin, Urologie etc.. Voraussetzung ist die Approbation und bei Ärzten eine Weiterbildung (§§ 95 Abs. 2 Nr. 1, 95a Abs. 1 SGB V). Die Zulassung des Zentrums durch den Zulassungsausschuss bewirkt, dass die angestellten Zentrumsärzte und -psychotherapeuten Mitglied der jeweiligen KV werden und das Zentrum insoweit zur Teilnahme an der vertragsärztlichen Versorgung berechtigt und verpflichtet wird (§ 95 Abs. 2 SGB V). Die Sicherstellungsverpflichtungen aus § 75 Abs. 1 SGB V treffen demnach das Zentrum, nicht den einzelnen angestellten Behandler, da ja auch das Zentrum zur vertragsärztlichen Versorgung zugelassen wird. Sollen weitere angestellte Ärzte oder Psychotherapeuten in ein Zentrum aufgenommen werden, so bedarf deren Anstellung der Genehmigung durch den Zulassungsausschuss (§ 95 Abs. 2 Satz 6 SGB V).

Der Antrag auf Zulassung eines Zentrums zur Versorgung ist vom Zulassungsausschuss immer dann abzulehnen, wenn nach den geltenden Bedarfsplanungsrichtlinien Überversorgung festgestellt worden ist.

Damit medizinische Versorgungszentren trotz der geltenden Zulassungsbeschränkungen faktisch überhaupt in die ambulante vertragsärztliche Versorgung einbezogen werden können, hat der Gesetzgeber folgende Möglichkeiten geschaffen:

- Vertragsärzte, die in einem Planungsbereich mit Zulassungsbeschränkungen niedergelassen sind, können auf ihre Zulassung verzichten, um in einem Zentrum tätig zu werden, d.h. diese Vertragsärzte können ihre Zulassung in ein Versorgungszentrum mitnehmen. Dies bedarf allerdings der Genehmigung des Zulassungsausschusses. Eine freiberufliche Fortführung der aufgegebenen Praxis ist nicht möglich (keine Praxisnachfolge § 103 Abs. 4a Satz 1 SGB V).
- Tritt ein Fall der Praxisnachfolge ein (z.B. Tod oder Praxisaufgabe aus Altersgründen), kann die Praxis auch in der Form weitergeführt werden, dass ein medizinisches Versorgungszentrum den Vertragsarzt-

sitz übernimmt und die vertragsärztliche Tätigkeit durch einen angestellten Arzt weiterführt (§ 103 Abs. 4a Satz 2 SGB V).
- Einen besonderen Anreiz gerade für junge Ärzte oder Psychotherapeuten, in ein medizinisches Versorgungszentrum zu gehen, enthält § 103 Abs. 4a Sätze 4 und 5 SGB V: Jeder, der fünf Jahre in einem Versorgungszentrum tätig gewesen ist, dessen Sitz in einem Planungsbereich mit Zulassungsbeschränkungen liegt, erhält auf Antrag eine Zulassung als niedergelassener Arzt oder Psychotherapeut in eben dieser Planungsregion – unbeschadet der dort bestehenden Zulassungsbeschränkungen (s. für über 55 Jahre alte Psychotherapeuten/Ärzte Abschnitt III 9).

Die Vergütung der Leistungen, die durch angestellte Ärzte oder Psychotherapeuten eines Zentrums erbracht werden, erfolgt nach den allgemeinen Regeln, d.h. bis 2006 aus der Gesamtvergütung und ab 2006 auf der Grundlage der arztgruppen- bzw. arztbezogenen Regelleistungsvolumina.

Auf dem Gebiet der ehemaligen DDR sind poliklinische Einrichtungen sowie bestimmte Fachambulanzen kraft Gesetzes zur ambulanten vertragsärztlichen Versorgung zugelassen, soweit sie am 1.10.1992 noch bestanden (§ 311 Abs. 2 SGB V). Mit dem GMG wird klargestellt, dass diese im Beitrittsgebiet bestehenden ärztlich geleiteten Einrichtungen in dem Umfang weiterhin an der vertragsärztlichen Versorgung teilnehmen, in dem sie am 31.12.2003 zur vertragsärztlichen Versorgung zugelassen sind.

Eine neue, bedarfsbezogene Zulassung der ehemaligen poliklinischen Einrichtungen als medizinisches Versorgungszentrum ist nicht erforderlich. Die im Beitrittsgebiet am 31.12.2003 bestehenden poliklinischen Einrichtungen sind kraft Gesetzes als medizinische Versorgungszentren zur ambulanten Versorgung zugelassen.

Die Rechte und Pflichten der ehemaligen poliklinischen Einrichtungen bestimmen sich ab dem 1.1.2004 nach den Vorschriften, die auf medizinische Versorgungszentren Anwendung finden (Mitgliedschaft der angestellten Zentrumsärzte in der jeweiligen KV; Zulassung des Zentrums zur Versorgung kraft Gesetzes mit allen daraus folgenden Rechten und Pflichten der Sicherstellung).

5. Hausarztzentrierte Versorgung (§ 73b SGB V)

Eine Entscheidung des Gesetzgebers für ein obligatorisches Hausarztsystem ist nach wie vor nicht getroffen worden. Ebenso ist der Ansatz des GMG der Regierungsfraktionen, die fachärztliche und psychotherapeutische Versorgung allmählich in ein Einzelvertragssystem zu überführen und nur die hausärztliche Versorgung perspektivisch im tradierten Kollektivvertragssystem zu belassen, nicht Inhalt des Gesetzes geworden. Die Vorschriften zur hausarztzentrierten Versorgung (§ 73b), aber auch die Vorschrift, mit der die besonderen Versorgungsaufträge geregelt werden (§ 73c), sind jeweils vor diesem Hintergrund zu sehen.

Grundlage der Weiterentwicklung der hausärztlichen Versorgung ist daher das tradierte Kollektivvertragssystem. Dies gilt insbesondere auch für die Trennung der vertragsärztlichen Versorgung in eine hausärztliche und eine fachärztliche/psychotherapeutische Versorgung (§ 73 Abs. 1, 1a SGB V). Die hausärztliche Versorgung in der Form, wie sie bisher vom Gesetzgeber entwickelt worden ist, bleibt weiter erhalten.

Ergänzend zu dem bereits weitgehend regulierten System der hausärztlichen Versorgung wird durch das GMG das System einer hausarztzentrierten Versorgung gesetzt (§ 73b SGB V). Dieses System besteht aus einem mehrstufigen Vertragskonzept und Regelungen über die Einbindung von Versicherten in das System der hausarztzentrierten Versorgung.

Das System der hausarztzentrierten Versorgung besteht aus folgenden Elementen:

a) Versicherte

Versicherte können sich gegenüber ihrer Krankenkasse schriftlich verpflichten, ambulante fachärztliche Leistungen nur auf Überweisung eines von ihnen gewählten Hausarztes in Anspruch zu nehmen (§ 73b Abs. 1 SGB V, Legaldefinition der hausarztzentrierten Versorgung). Dabei kann der gewählte Hausarzt ein niedergelassener Vertragsarzt oder ein medizinisches Versorgungszentrum sein (§ 73b Abs. 2 SGB V). Der Versicherte ist an diese Wahl mindestens ein Jahr gebunden. Ein

Hausarztwechsel während der Bindungsfrist ist nur bei Vorliegen eines wichtigen Grundes möglich (§ 73b Abs. 1 Satz 2 SGB V). Das Nähere zur Teilnahme der Versicherten an der hausarztzentrierten Versorgung (z.b. Boni) regeln die Krankenkassen in ihren Satzungen (§ 73b Abs. 5 SGB V). Der „Hausarzttarif" ist in der Satzung der Krankenkasse für alle Versicherten vorzusehen.

b) Hausarzt

Ein wählbarer Hausarzt im System der hausarztzentrierten Versorgung ist allerdings nur ein Hausarzt, der durch Einzelvertrag mit einer Krankenkasse (Verband) in das Sondersystem der hausarztzentrierten Versorgung einbezogen ist (§ 73b Abs. 2 SGB V). D.h., nicht jeder Hausarzt i.S.d. § 73 Abs. 2 SGB V, sondern nur der Hausarzt, der einen Einzelvertrag mit einer oder mehreren Krankenkassen über die hausarztzentrierte Versorgung hat, kommt daher als für den Versicherten wählbarer besonderer Hausarzt in Betracht.

c) Krankenkassen (Verbände)

Die Krankenkassen müssen zur flächendeckenden Sicherstellung einer hausarztzentrierten Versorgung für ihre Versicherten Verträge mit Hausärzten abschließen, die besondere Anforderungen an die Qualität der hausärztlichen Versorgung erfüllen (§ 73b Abs. 2 Satz 1 SGB V). Die Verträge werden von den Krankenkassen öffentlich ausgeschrieben, wobei ein Anspruch auf Vertragsabschluss für den einzelnen Arzt bzw. ein medizinisches Versorgungszentrum nicht besteht (§ 73b Abs. 2 Satz 3 SGB V).

Die inhaltliche Konkretisierung der hausarztzentrierten Versorgung ist Aufgabe der Gesamtvertragspartner (KVen und Verbände der Krankenkassen auf Landesebene, kassenartenspezifisch aber auch kassenartenübergreifend möglich). Dabei müssen insbesondere die inhaltlichen Elemente vereinbart werden, die als „besondere Qualität" den Hausarzt in der hausarztzentrierten Versorgung vom „normalen" Hausarzt unterscheiden. Als Beispiele werden hierfür in der Begründung des Gesetzentwurfs beispielsweise genannt: hausärztliche Behandlung auf der Grundlage evidenzbasierter Leitlinien, Teilnahme an Qualitätszirkeln, Einführung eines zertifizierten praxisinternen Qualitätsmanagements.

6. Vereinbarung besonderer Versorgungsaufträge (§ 73c SGB V)

Basis der Weiterentwicklung der fachärztlichen Versorgung ist das geltende Kollektivvertragssystem. Das Kollektivvertragssystem wird allerdings mit gerade für die fachärztliche Versorgung bedeutsamen neuen vertraglichen Elementen weiterentwickelt. Künftig können Krankenkassen mit einzelnen (Fach-)Ärzten/Psychotherapeuten bzw. medizinischen Versorgungszentren im Rahmen kollektivvertraglicher Regelungen besondere Versorgungsaufträge vereinbaren.

Die Gesamtvertragspartner sollen (kassenartenspezifisch) besondere Versorgungsaufträge vereinbaren, deren Durchführung bestimmte qualitative und/oder organisatorische Anforderungen an die ärztliche oder psychotherapeutische Leistungserbringung stellt (§ 73c Abs. 1 Satz 1 SGB V). Es geht, so die Begründung, um spezielle Versorgungsaufträge, die sich von der Regelversorgung durch besondere Anforderungen an die Strukturqualität und/oder die Art und Weise der Leistungserbringung unterscheiden. Die besonderen Regeln zur Strukturqualität in den Bundesmantelverträgen (§ 135 Abs. 2 SGB V) sind von diesen Versorgungsaufträgen zu unterscheiden, da die Versorgungsaufträge nach den Bundesmantelverträgen allen Ärzten zugänglich sein müssen, die die inhaltlichen Anforderungen dieser Versorgungsaufträge erfüllen.

In den Gesamtverträgen ist die Vergütung in diesen Versorgungsaufträgen zu regeln, einschließlich der Frage, ob und wie der (fach-)ärztliche Teil der Gesamtvergütung um die Vergütungen für die besonderen Versorgungsaufträge zu bereinigen ist (§ 73c Abs. 1 Satz 2 SGB V).

In den Gesamtverträgen ist auch zu regeln, ob Vertragsärzte einen Anspruch auf Vertragsabschluss zur Durchführung der Versorgungsaufträge im Rahmen der vertragsärztlichen Versorgung haben, wenn sie der jeweiligen kassenärztlichen Vereinigung nachweisen, dass sie die gesamtvertraglich vereinbarten Anforderungen zur Durchführung des Versorgungsauftrages erfüllen (§ 73c Abs. 2 SGB V). Nur wenn eine derartige gesamtvertragliche Regelung nicht zustande kommt, können Krankenkassen direkte Verträge mit Vertragsärzten zur Durchführung der besonderen Versorgungsaufträge abschließen (§ 73c Abs. 2 SGB V).

(Fach-) Arzt
– der (Fach-)Arzt nimmt **im Rahmen der kollektivvertraglichen** Versorgung an der Durchführung der besonderen Versorgungsaufträge teil, wenn der Gesamtvertrag diese Möglichkeit vorsieht und der

III Weiterentwicklung der ambulanten psychotherapeutischen Versorgung

Arzt die inhaltlichen Voraussetzungen des Versorgungsauftrags erfüllt; in diesem Fall hat der Vertragsarzt Anspruch auf Teilnahme an der Durchführung des Versorgungsauftrags;
- sieht der Gesamtvertrag diese Möglichkeit **nicht** vor, so schließen die Krankenkassen(verbände) (auch kassenübergreifend) fakultative Verträge mit (Fach-)Ärzten oder Psychotherapeuten oder mit medizinischen Versorgungszentren, die die kollektivvertraglich festgelegten Voraussetzungen zur Durchführung der Versorgungsaufträge erfüllen (§ 73c Abs. 2 SGB V); d.h. ein Facharzt oder Psychotherapeut kann mit einer Krankenkasse z.b. einen Vertrag über die Versorgung der Versicherten einer Krankenkasse mit bestimmten Leistungen der Psychotherapie zu bestimmten besonderen Bedingungen abschließen, wenn der Psychotherapeut die besonderen Voraussetzungen des Versorgungsauftrages erfüllt. Denkbar wären z.b. entsprechende Verträge im Bereich der Psychotherapie bei Kindern und Jugendlichen, in denen wirtschaftliche Anreize für abrechnungsberechtigte Psychotherapeuten geschaffen werden, um ihren Leistungsanteil im Bereich der psychotherapeutischen Behandlung von Kindern und Jugendlichen zu erhöhen. Solche Verträge könnten u.a. zum Abbau der bestehenden Versorgungsdefizite in der Kinder- und Jugendlichenpsychotherapie genutzt werden.

In dieser Konstellation besteht kein Anspruch auf Vertragsabschluss; d.h., die Krankenkasse kann bedarfsorientiert die Psychotherapeuten oder (fach-)ärztlichen Leistungserbringer auswählen, die sie zur Versorgung ihrer Versicherten hinsichtlich eines Versorgungsauftrages benötigt; das Ob und das Wie derartiger Verträge unterliegt damit der Dispositionsbefugnis der Einzelvertragspartner. Der Versorgungsauftrag ist unter Bekanntgabe objektiver Auswahlkriterien von der Krankenkasse öffentlich auszuschreiben.

Die Abgrenzung zu den Strukturverträgen des § 73a SGB V ergibt sich daraus, dass die vereinbarten Strukturen (Versorgungsaufträge) für alle gelten; ein selektives Kontrahieren ist auf der Grundlage von § 73a SGB V nicht möglich.

7. Integrationsversorgung (§ 140b ff)

Die Integrationsversorgung ist als Vertragstyp mit der GKV-Reform 2000 eingeführt worden mit dem Ziel, durch sektorenübergreifende Versorgungsformen Verbesserungen der Versorgungsqualität insbesondere an den Schnittstellen der Sektoren zu erreichen und dadurch Effizienzgewinne zu erzielen. Dieses Ziel wurde nicht erreicht, teils wegen der Regelungsdichte und Komplexität der Vorschriften, teils wegen nach wie vor nicht lösbarer Konflikte zwischen potentiellen Vertragspartnern und Krankenkassen. Der Gesetzgeber hat daraus – was auch denkbar gewesen wäre – nicht die Konsequenz gezogen, die Vorschriften komplett zu streichen, sondern hat sich dazu entschlossen, das Ziel auf dem einmal eingeschlagenen Weg weiterzuverfolgen und die Vorschriften zu straffen.

Grundgedanke der integrierten Versorgung ist es, sektorenübergreifende und/oder interdisziplinäre Versorgungsangebote zu vereinbaren. Die Krankenkassen(-verbände) können zu diesem Zweck eine verschiedene Leistungssektoren übergreifende und/oder eine interdisziplinär-fachübergreifende Versorgung der Versicherten vereinbaren (§ 140a SGB V). Dabei meint interdisziplinär – fachübergreifend insbesondere die verschiedene vertragsärztliche Fachrichtungen zusammenfassende Versorgung (z.B. zwischen Hausärzten, Fachärzten und Psychotherapeuten) und sektorenübergreifend insbesondere eine Versorgung, in der verschiedene Leistungssektoren (z.B. ambulant und stationär) zu einem Versorgungsangebot zusammengefasst werden. In diesen Verträgen ist – wie bisher – das gesamte Leistungserbringerrecht für die Vertragspartner disponibel, d.h., die Vertragspartner können die Fragen des „Wie" der Leistungserbringung vertraglich völlig autonom gestalten.

Folgende Elemente der Neuregelung sind hervorzuheben:
- Aufgehoben werden alle Vorschriften über die bisherigen Rahmenvereinbarungen auf Bundesebene zwischen den Spitzenverbänden der Krankenkassen und der KBV.
- Die KBV und die KVen sind an der integrierten Versorgung nicht mehr beteiligt.
- Die Frage, wer Integrationsverträge mit Krankenkassen abschließen kann, wird neu geregelt (§ 140b Abs. 1 SGB V). Dies sind insbesondere zugelassene Ärzte und Psychotherapeuten sowie sonstige zugelassene Leistungserbringer, Träger von zugelassenen Krankenhäusern, Träger stationärer und ambulanter Vorsorge- und Rehabilitationseinrichtungen, Träger medizinischer Versorgungszentren, Träger so-

genannter Integrationsanbieter sowie Gemeinschaften, d.h. Zusammenschlüsse derartiger Leistungserbringer.

Ein Träger, z.B. eine GmbH, der Integrationsversorgung durch zugelassene Leistungserbringer anbietet, kann eigenständiger Vertragspartner der Krankenkassen sein. Ziel ist, dass nicht mehr die Vielfalt der Leistungserbringer Vertragspartner der Krankenkassen ist, sondern eine Trägergesellschaft, die gegenüber der Krankenkasse das Angebot bündelt. Möglich ist im Übrigen auch, dass eine Trägergesellschaft mit einer Gruppe von Leistungserbringern Unterverträge abschließt, um das vorgesehene Versorgungsspektrum im Rahmen der integrierten Versorgung ausfüllen zu können. Diese Möglichkeit könnte insbesondere für Psychotherapeuten relevant werden, die daran interessiert sind, die Art ihrer Leistungserbringung und deren Vergütung unabhängig von den sonstigen Vertragsbedingungen der Trägergesellschaft zu regeln. Es ist davon auszugehen, dass die Berufsverbände der Psychotherapeuten Unterstützung bei dem Abschluss solcher Unterverträge anbieten werden.

Des Weiteren wird geregelt, inwieweit Partner eines Integrationsvertrages auch Leistungen erbringen können, die nicht von ihrem Zulassungsstatus umfasst sind (§ 140b Abs. 4 SGB V). Das betrifft insbesondere die Frage, ob und inwieweit Krankenhäuser ambulante ärztliche Leistungen erbringen können. Nach der Neuregelung können die Partner eines Integrationsvertrages auf der Grundlage ihres jeweiligen Zulassungsstatus vereinbaren, dass Leistungen auch erbracht werden können, wenn sie über den jeweiligen Zulassungsstatus hinausgehen. Krankenhäuser können also z.B. mit Psychotherapeuten vereinbaren, dass das Krankenhaus im Rahmen einer Integrationsversorgung auch ambulante psychotherapeutische Leistungen erbringt. Eine derartige Öffnung eines Krankenhauses ist in Integrationsverträgen aber immer nur dann möglich, wenn und insoweit zugelassene Psychotherapeuten oder Vertragsärzte an einem Integrationsvertrag teilnehmen.

Der Grundsatz der Beitragssatzstabilität wird für Integrationsverträge, die bis zum 31.12.2006 abgeschlossen werden, suspendiert (§ 140b Abs. 4 SGB V). Gerade in der Startphase von Integrationsprojekten können daher Verträge vereinbart werden, deren Finanzvolumen durch die jeweils geltende Grundlohnsummenrate nicht begrenzt wird.

Vorgesehen ist schließlich, dass in den Jahren 2004 bis 2006 jede Krankenkasse zur Förderung der integrierten Versorgung jeweils Mittel von bis zu 1 % von den Gesamtvergütungen sowie von den Rechnungen der Krankenhäuser für voll- und teilstationäre Versorgung einzubehalten hat, soweit die einbehaltenen Mittel zur Umsetzung von abgeschlossenen Integrationsverträgen erforderlich sind (§ 140d SGB V).

Zusammenfassend ist zur Integrationsversorgung hervorzuheben, dass sie in der Neufassung ein eigenständiges Einzelvertragssystem ist, das ohne Beteiligung der KBV bzw. der KVen vereinbart werden kann, wenn sektorenübergreifende und/oder interdisziplinäre Versorgungsaufträge geschaffen werden sollen.

8. Sicherstellungszuschlag

Vor allem in den Neuen Bundesländern gibt es vereinzelt Regionen, in denen es zunehmend schwierig wird, die vertragsärztliche und insbesondere die hausärztliche, aber auch die psychotherapeutische Versorgung sicherzustellen. Das GMG sieht sog. Sicherstellungszuschläge vor, die an Vertragsärzte gezahlt werden, die in unterversorgten oder von Unterversorgung bedrohten Regionen tätig sind (§ 105 Abs. 1 SGB V). Auf diese Weise können Anreize für Psychotherapeuten und Vertragsärzte oder niederlassungswillige Psychotherapeuten und Ärzte in ländlichen Regionen geschaffen werden, durch die Unterversorgung vermieden bzw. abgebaut werden kann (s. zur Residenzpflicht in unterversorgten Gebieten Abschnitt III 9).

Die Entscheidung über die Gewährung und die Höhe dieser Sicherstellungszuschläge liegt nach dem GMG bei den Landesausschüssen der Krankenkassen. Neu ist, dass für diese Sicherstellungszuschläge die Kosten nicht allein von den KVen getragen werden, sondern je zur Hälfte von den KVen und den Krankenkassen. Insgesamt darf die Gesamtvergütung aber nicht um mehr als 1 % überschritten werden (§ 105 Abs. 4 SGB V).

9. Lockerungen von Residenzpflicht, Vertretungsregelungen und Altersgrenze

Das GMG – als Artikelgesetz – nahm nicht nur Änderungen im SGB V vor, sondern auch in zahlreichen anderen Gesetzen und Verordnungen. So wurde u.a. die Zulassungsverordnung für Ärzte (Ärzte-ZV), die für Ärzte und Psychotherapeuten gleichermaßen gilt, insoweit geändert, als diese nunmehr auch auf die medizinischen Versorgungszentren und die dort angestellten Ärzte/Psychotherapeuten Anwendung findet. Sie lockert zudem die Residenzpflicht für diejenigen Ärzte und Psychotherapeuten, die in unterversorgten Gebieten ihren Praxissitz haben (§ 24 Abs. 2 Ärzte-ZV). Residenzpflicht heißt, dass der zugelassene Arzt/Psychotherapeut seine Wohnung so zu wählen hat, dass er in angemessener Zeit an seinem Vertragsarztsitz zur Verfügung stehen kann. Die Neuregelung lockert diese Bestimmung, indem sie die Leistungserbringer in unterversorgten Gebieten von dieser Pflicht ausnimmt. Ferner räumt der geänderte § 32 Abs. 1 Ärzte-ZV Vertragsärztinnen/-psychotherapeutinnen die Möglichkeit ein, in unmittelbarem zeitlichen Zusammenhang mit einer Entbindung, sich bis zu einer Dauer von sechs (früher: drei) Monaten vertreten zu lassen. Künftig muss i.Ü. eine solche Vertretung auch nicht mehr als „Urlaub" oder „Krankheit" deklariert werden. Schließlich darf der Vertragsarzt/-psychotherapeut künftig auch einen Arzt/Psychotherapeuten anstellen, der älter als 55 Jahre ist. Gleiches gilt für die o.e. medizinischen Versorgungszentren (§ 32b Ärzte-ZV).

IV. Neues Vergütungssystem (§§ 85a bis 85d SGB V)

Beim bisherigen Vergütungssystem mit seinen Budgetierungen wird das Risiko der Ausweitung der Menge der abgerechneten Leistungen letztlich den KVen und damit Ärzten und Psychotherapeuten aufgebürdet. Die Mängel dieses Systems sind eklatant: Die Vermehrung der Menge führt zu einer Entwertung der Leistung, was sich in fallenden Punktwerten (als variable Größen) auswirkt. Dies wiederum führt – als Kompensation sinkender Einkommen – zu einer (fachlich oft nicht gerechtfertigten) Mengenausweitung. Der dadurch in Gang kommende „Hamsterradeffekt" kann nur durch eine Vielzahl von Gegensteuerungsmaßnahmen in der Honorarverteilung einigermaßen eingedämmt werden. Ansätze (wie z.b. die Praxisbudgets) zur Begrenzung dieser Entwicklung in der einzelnen Praxis bergen das Risiko einer verdeckten bzw. sogar offenen Rationierung der Leistungen beim Patienten.

In der Psychotherapie sind einer Kompensation sinkender Punktwerte durch eine Vermehrung der Leistungsmenge wegen der Zeitbestimmtheit fast aller Leistungen („mind. 50 Min.") sehr enge Grenzen gesetzt. Allenfalls können Psychotherapeuten ihren sinkenden Einkommen eine Erhöhung der Arbeitszeit entgegensetzen, was aber an natürliche Grenzen stößt. Wie Frequenzstatistiken der KVen zeigen, ist kaum eine psychotherapeutische Praxis in der Lage, mehr als 36 „reiner" Psychotherapiesitzungen, einschließlich probatorischer Sitzungen und biographischer Anamnesen, zu leisten. Eine Kompensation fallender Einkommen durch eine proportionale Vermehrung dieser Leistungen geht in der Regel zu Lasten der Qualität.

Die Deckelung der Pauschalvergütung reduziert auf Seiten der Krankenkassen das Interesse an einer adäquaten Ausgabensteuerung, insbesondere auch an Maßnahmen zur Verbesserung der Wirtschaftlichkeit in der vertragsärztlichen Versorgung.

Probleme bei der Weiterentwicklung des derzeitigen Vergütungssystems wie insbesondere die Anpassung der historisch gewachsenen

IV Neues Vergütungssystem (§§ 85a bis 85d SGB V)

Kopfpauschalen an den tatsächlichen Versorgungsbedarf sind auf Grund der Binnenlogik des Systems einer adäquaten Lösung ohne ein weiteres Eingreifen des Gesetzgebers nicht zugänglich. Schließlich ist in den letzten Jahren zunehmend deutlich geworden, dass das auf mitgliederbezogenen Kopfpauschalen basierende gedeckte Vergütungssystem ein zunehmendes Hindernis für die Durchlässigkeit der Versorgungssektoren ist. Damit wird die notwendige Verzahnung des ambulanten und des stationären Versorgungssektors behindert und insbesondere die Entwicklung neuer, sektorenübergreifender Versorgungsformen erschwert, wie gerade die Schwierigkeiten bei der Entwicklung der Integrationsversorgung seit der GKV-Reform 2000 belegen.

Zuletzt besteht, auch vor dem Hintergrund der Entwicklung des Honorarsystems im Krankenhausbereich und dem mit der Einführung der DRGs verstärkten Bezug der Vergütung im Krankenhaus zur Morbidität, für den ambulanten Bereich die Notwendigkeit eines neuen Vergütungssystems mit einem stärkeren Bezug zur erbrachten Leistung und damit zur Morbidität.

Mit dem neuen System arztgruppenbezogener und arztbezogener Regelleistungsvolumina wird das Ziel verfolgt, dass zumindest die wesentlichen Mängel des derzeitigen Vergütungssystems überwunden werden, ohne gleichzeitig insbesondere durch expansive, unkalkulierbare Entwicklung der Menge der abgerechneten ärztlichen Leistungen die Stabilität der Beitragssätze in der GKV zu gefährden. Dieses neue Vergütungssystem hat zwei Ebenen, die in der Betrachtung streng voneinander zu trennen sind:

- Ebene der Beziehung zwischen KV und Verbänden der Krankenkassen auf Landesebene (Gesamtvertragspartner): arztgruppenbezogene Regelleistungsvolumina (§ 85a SGB V),
- Ebene der Beziehung zwischen KV und einzelnem Vertragsarzt oder -psychotherapeuten: arztbezogene Regelleistungsvolumina (§ 85b SGB V).

Hinzu kommen besondere Regelungen, die für die Umstellung des alten Vergütungssystems auf das neue System sowie für den Einbau des Systems der Regelleistungsvolumina erforderlich sind. Dies soll nachfolgend näher dargestellt werden.

1. Arztgruppenbezogene Regelleistungsvolumina (§ 85a SGB V)

Die bisher zwischen den KVen und den Verbänden der Krankenkassen auf Landesebene auf der Basis der mitgliederbezogenen Kopfpauschalen vereinbarten und grundlohnsummenorientiert fortgeschriebenen pauschalen Honorarbudgets werden abgeschafft und auf der Ebene der Gesamtvertragspartner durch arztgruppenbezogene Regelleistungsvolumina ersetzt. Die Gesamtvertragspartner vereinbaren wie bisher prospektiv die von den Krankenkassen an die KVen zu zahlenden Vergütungen für die gesamte vertragsärztliche Versorgung der Versicherten der Krankenkasse mit Wohnort im Bezirk der KV. Hierzu wird von den Gesamtvertragspartnern vereinbart (§ 85a Abs. 2 SGB V):

– der mit der Zahl und der Morbiditätsstruktur der Versicherten verbundene Behandlungsbedarf,
– die Aufteilung dieses Behandlungsbedarfs (Leistungsmenge) auf die jeweiligen Arztgruppen (z.b. Internisten, Kardiologen, Psychotherapeuten, Hausärzte, etc. – arztgruppenbezogenes Regelleistungsvolumen),
– der für die Vergütung der im Rahmen des jeweiligen Regelleistungsvolumens erbrachten Leistungen anzuwendende Punktwert.

Dabei wird der auf die jeweilige Arztgruppe bezogene Behandlungsbedarf auf der Grundlage des Einheitlichen Bewertungsmaßstabes (EBM) als Punktzahlvolumen vereinbart. Der EBM bleibt Grundlage der Bildung der Regelleistungsvolumina.

Beispiel 1:
Die Kassenärztliche Vereinigung Hamburg vereinbart mit der AOK Hamburg für den internistischen Behandlungsbedarf der Versicherten der AOK Hamburg mit Wohnsitz im Bezirk der Kassenärztlichen Vereinigung Hamburg ein auf die Arztgruppe der Internisten in Hamburg bezogenes Regelleistungsvolumen i.H.v. z.B. 1 Mio. Punkten mit einem Punktwert von 5 Euro-Cent.

Ärztliche Leistungen, die innerhalb des Rahmens (Puntzahlvolumens) eines Regelleistungsvolumens einer Arztgruppe erbracht werden, werden von der Krankenkasse im Verhältnis zur jeweiligen Kassenärztlichen Vereinigung mit dem vereinbarten – festen – Punktwert vergütet (§ 85a Abs. 3 Satz 1 SGB V). Nur die tatsächlich erbrachten Leistungen werden vergütet.

Beispiel 2:
Alle internistischen Leistungen für den Behandlungsbedarf der Versicherten der AOK Hamburg mit Wohnsitz in Hamburg werden im Verhältnis zur Kassenärztlichen Vereinigung Hamburg bis zur Grenze von 1 Mio. Punkten mit 5 Euro-Cent vergütet.

Ärztliche Leistungen, die außerhalb des Rahmens (Punktzahlvolumen) eines Regelleistungsvolumens einer Arztgruppe erbracht werden, werden von der Krankenkasse im Verhältnis zur jeweiligen Kassenärztlichen Vereinigung grundsätzlich nicht vergütet.

Beispiel 3:
Alle internistischen Leistungen für die Versicherten der AOK Hamburg oberhalb der Grenze von 1 Mio. Punkten werden nicht vergütet.

Ärztliche Leistungen, die außerhalb des Rahmens (Punktzahlvolumen) eines Regelleistungsvolumens erbracht werden, können – ausnahmsweise – dann von der Krankenkasse an die Kassenärztliche Vereinigung vergütet werden, wenn diese Leistungen sich aus einem bei der Vereinbarung des Behandlungsbedarfs nicht vorhersehbaren Anstieg des morbiditätsbedingten Behandlungsbedarfs ergeben (§ 85a Abs. 3 Satz 2 SGB V). Die kassenseitige Vergütung an die Kassenärztliche Vereinigung beträgt in diese Fällen allerdings nur 10 % des Punktwertes, der für Leistungen innerhalb der vereinbarten Leistungsmenge eines Regelleistungsvolumens vereinbart worden ist. Kriterien für die Bestimmung dieses nicht vorhersehbaren Behandlungsbedarfs sind von den Gesamtvertragspartnern zu vereinbaren.

2. Fortschreibung der arztgruppenbezogenen Regelleistungsvolumina (§ 85a Abs. 4 SGB V)

Die Veränderungen der arztgruppenbezogenen Regelleistungsvolumina werden jährlich von den Gesamtvertragspartnern vereinbart. Die Veränderungen des morbiditätsbezogenen Behandlungsbedarfs, die Veränderungen der Aufteilung dieses Behandlungsbedarfs aus den verschiedenen Arztgruppen sowie die Veränderungen des – kassenseitigen – Punktwertes werden jeweils gesamtvertraglich angepasst. Bei dieser prospektiven Vereinbarung sind folgende Kriterien zu berücksichtigen:

- der Grundsatz der Beitragssatzstabilität (§ 71 Abs. 1 Satz 1 SGB V),
- Veränderungen der Zahl und der Morbiditätsstruktur der Versicherten,
- Art und Umfang der ärztlichen Leistungen, allerdings nur insoweit sie auf Veränderungen der gesetzlichen oder satzungsmäßigen Leistungspflicht der Krankenkassen beruhen.

Letzteres bedeutet insbesondere, dass neue ärztliche Leistungen nur dann für das Vergütungsvolumen Relevanz haben, wenn sei vom Gemeinsamen Ausschuss gemäß § 135 Abs. 1 SGB V in den Inhalt der vertragsärztlichen Versorgung aufgenommen worden sind.

Die Bindung der Gesamtvertragspartner an den Grundsatz der Beitragssatzstabilität bedeutet, dass bei der Fortschreibung der arztgruppenbezogenen Regelleistungsvolumina diese Vereinbarungen so abgeschlossen werden müssen, dass **Beitragssatzerhöhungen ausgeschlossen sind** (§ 71 Abs. 1, 1. Halbsatz SGB V). Etwas anderes gilt auch bei den Regelleistungsvolumen nur dann, wenn die notwendige medizinische Versorgung auch nach Ausschöpfung von Wirtschaftlichkeitsreserven ohne Beitragssatzerhöhungen nicht zu gewährleisten ist (§ 71 Abs. 1, 2. Halbsatz SGB V). Hier gilt allerdings für die arztgruppenbezogenen Regelleistungsvolumina die **Besonderheit**, dass der von den Vertragspartnern der Regelleistungsvolumina vereinbarte Behandlungsbedarf bzw. dessen vereinbarte Veränderung kraft Gesetzes als notwendige medizinische Versorgung i.s.d. § 71 Abs. 1 Satz 1 SGB V gilt (§ 85a Abs. 4 Satz 2, 2. Halbsatz SGB V). Durch diese **gesetzliche Fiktion** wird die Bindung der Vertragspartner an das Prinzip der Beitragssatzstabilität insoweit geöffnet, als die Vertragspartner auch arztgruppenbezogene Regelleistungsvolumina vereinbaren können, die die Grundlohnsummenbindung überschreiten und eine Anhebung der Beitragssätze der Krankenkassen erforderlich machen, wenn der medizinische Behandlungsbedarf – wie er vertraglich prospektiv vereinbart wird – dies nach Einschätzung der Vertragspartner erfordert. Das Prinzip der **Beitragssatzstabilität** wird für die Vertragspartner durch diese Fiktion **disponibel**. Konkret bedeutet dies, dass die Kassenseite als Vertragspartner sich gegenüber medizinisch begründeten Mehrforderungen einer KV nicht allein auf die Grundlohnsummenbindung berufen kann, sondern sich konkret, medizinisch inhaltlich zu einem von der Vertragsärzteseite behaupteten erhöhten medizinischen Behandlungsbedarf wird einlassen müssen.

IV Neues Vergütungssystem (§§ 85a bis 85d SGB V)

Die Vereinbarung der Regelleistungsvolumina einschließlich der Vereinbarungen von deren Veränderungen sind im Konfliktfall schiedsstellenfähig, d.h. das Landesschiedsamt entscheidet innerhalb von drei Monaten mit der Mehrheit seiner Mitglieder (§ 89 Abs. 1 SGB V). Die aufsichtsführende Landesbehörde kann nach Setzung einer angemessenen Frist das Schiedsamt von sich aus anrufen, da es sich bei den arztgruppenbezogenen Regelleistungsvolumina um einen gesetzlich vorgeschriebenen Vertrag handelt (§ 89 Abs. 2 SGB V).

Wird das Regelleistungsvolumen innerhalb der Dreimonatsfrist nicht festgesetzt und setzt das Landesschiedsamt auch innerhalb einer von der aufsichtsführenden Landesbehörde gesetzten Nachfrist das arztgruppenbezogene Regelleistungsvolumen nicht fest, so setzt die Aufsichtsbehörde das Regelleistungsvolumen selbst fest (§ 89 Abs. 1a Satz 3 SGB V).

3. Arztbezogene Regelleistungsvolumina (§ 85 b SGB V)

Die Vergütung der einzelnen Mitglieder einer KV regelt bisher jede KV weitgehend autonom über ihren Honorarverteilungsmaßstab (HVM). Die Leistungsgerechtigkeit der Ergebnisse der bisherigen Honorarverteilung ist, da sie z.b. von den zufälligen Mehrheitsbildungen innerhalb der Vertreterversammlung einer KV abhängt, zu Recht zunehmend in die Kritik geraten. Davon zeugen auch viele Sozialgerichtsurteile, letztlich auch Urteile des Bundessozialgerichts, zur Angemessenheit der psychotherapeutischen Honorare. Die Rechtsprechung des BSG bestätigte die Benachteiligung der Psychotherapeuten durch undifferenzierte HVM-Regelungen als rechtswidrig; eine differenzierende Berücksichtigung der Besonderheit psychotherapeutischer Leistungen (Zeitgebundenheit, Antrags- und Genehmigungspflicht) im HVM wird anhaltend gefordert.

Die Honorarverteilung begegnet allerdings auch unter dem Gesichtspunkt der Patientenversorgung (schleichende Rationierung) zunehmender Kritik, so dass das bisherige System ab dem 1.1.2006 durch die Regelleistungsvolumina auf der Grundlage des EBM ersetzt wird (§ 85b Abs. 1 Satz 1 SGB V). Die auf der Ebene der Gesamtvertragspartner eingeführte arztgruppenbezogene Bildung des Honorarvolumens wird durch die arztbezogene Verteilung dieses Honorarvolumens innerhalb

Arztbezogene Regelleistungsvolumina (§ 85 b SGB V) IV

einer Arztgruppe vervollständigt. Das arztbezogene Regelleistungsvolumen ist dabei die von einem Arzt innerhalb eines bestimmten Zeitraumes abrechenbare Leistungsmenge, die mit einem festen Punktwert (Regelpunktwert) vergütet wird (§ 85b Abs. 2 SGB V). Leistungen, die über das arztbezogene Regelleistungsvolumen hinausgehen, werden grundsätzlich nur mit 10 % des festen Regelpunktwertes von der KV vergütet (Degressionszone, § 85b Abs. 2 Satz 2, 1. Halbsatz SGB V). Eine höhere Vergütung als 10 % des Regelpunktwertes kommt nur bei einer außergewöhnlich starken Erhöhung der Zahl der behandelten Versicherten, z.b. im Falle einer Epidemie, in Betracht (§ 85b Abs. 2, 2. Halbsatz SGB V).

Die arztbezogenen Regelleistungsvolumina werden von der jeweiligen KV auf der Grundlage einer mit den Verbänden der Krankenkassen auf Landesebene gemeinsam und einheitlich zu schließenden Vereinbarung (§ 85 Abs. 4 Satz 1 SGB V) bestimmt. Damit sind auch die o.e. Willkürlichkeiten in den HVMs, die durch die Zusammensetzung der Vertreterversammlung einer KV entstehen, nicht mehr möglich. Des Weiteren ist die Vereinbarung der arztbezogenen Regelleistungsvolumina an Kriterien (Werte) gebunden, die der Gesetzgeber für die Vertragspartner vorgibt, um die arztbezogene Leistungsmenge innerhalb einer Arztgruppe zu ermitteln. Dabei sind zu berücksichtigen:

- die Summe der für die jeweilige Arztgruppe einer KV insgesamt vereinbarten arztgruppenbezogenen Regelleistungsvolumina,
- die hierzu vereinbarten jeweiligen Punktwerte (kassenarten-einheitlich je Arztgruppe),
- die Zahl der der Arztgruppe angehörenden Ärzte,
- die Zahl und die Morbiditätsstruktur der von dem Vertragsarzt in den jeweils zurückliegenden vier Quartalen behandelten Versicherten,
- die für die Krankenkasse, der die behandelten Versicherten angehören, vereinbarten arztgruppenbezogenen Regelleistungsvolumina und Punktwerte,
- der voraussichtliche Umfang der abgestaffelten Vergütungsmenge innerhalb des arztbezogenen Regelleistungsvolumens (Punktwerte innerhalb der Degressionszone),
- eine auf Grund von Zeitwerten ermittelte Kapazitätsgrenze je Arbeitstag für das bei gesicherter Qualität erbringbare Leistungsvolumen des Arztes bzw. Psychotherapeuten je Tag.

4. Übergangsregelung

Das neue Vergütungssystem der Regelleistungsvolumina wird in der Echtphase ab dem 1.1.2007 eingeführt. Im Vergütungsjahr 2006 wird unter dem Dach der budgetierten Gesamtvergütung eine einmalige Probephase durchgeführt. Die knappe Übergangszeit führt über die Einführung des neuen EBM („EBM 2000 plus") am 1.7.2004. Dieser führt zu einer Neustrukturierung und Neubewertung ärztlicher und psychotherapeutischer Leistungen auf der Grundlage betriebswirtschaftlicher Kalkulationen. Er sieht eine wesentliche Vereinfachung des Leistungskatalogs vor, indem er viele Einzelleistungen zu Leistungskomplexen zusammenfasst und einzelne Facharztkapitel strikt voneinander trennt.

Gleichzeitig mit der Einführung des neuen EBM setzen Beschlüsse des Bewertungsausschusses (KBV und Spitzenverbände der Krankenkassen) Mengensteuerungsregelungen in Kraft, die die spätere Einführung der morbiditätsorientierten Regelleistungsvolumina wesentlich erleichtern werden. Bereits ab dem 1.7.2004 sollen auf das Alter der Versicherten bezogene Regelleistungsvolumina in Kraft treten. Ab dem 1.1.2006 wird der Faktor „Alter" durch den Faktor „Morbidität" ersetzt. Der komplizierte Weg dahin führt über eine Gruppierung der Patienten nach diagnosenbezogenen Risikoklassen (ähnlich wie die sog. Diagnosis Related Groups, DRGs, im Krankenhaus). Dies soll zu einer möglichst genauen Prognose der voraussichtlichen Krankheitskosten eines jeweiligen Patienten führen. Bei den bereits von den Vertragspartnern begonnenen Vorarbeiten zur Berechnung der Risikoklassen kann auf Erfahrungen aus dem Ausland zurückgegriffen werden.

5. Vergütung der Leistungen der Psychotherapeuten

Die bisherige Formulierung in § 85 Abs. 4 Satz 4 SGB V lautete:

„Im Verteilungsmaßstab sind Regelungen zur Vergütung der Leistungen der Psychotherapeuten und der ausschließlich psychotherapeutisch tätigen Ärzte zu treffen, die eine angemessene Höhe der Vergütung je Zeiteinheit gewährleisten."

Die Neuformulierung im GMG lautet hingegen:

„Im Verteilungsmaßstab sind Regelungen zur Vergütung der psychotherapeutischen Leistungen der Psychotherapeuten, der Fachärzte für Kinder- und Jugendpsychiatrie und -psychotherapie, der Fachärzte für Psychiatrie und Psychotherapie, der Fachärzte für Nervenheilkunde, der Fachärzte für psychotherapeutische Medizin sowie der ausschließlich psychotherapeutisch tätigen Ärzte zu treffen, die eine angemessene Höhe der Vergütung je Zeiteinheit gewährleisten."

Zum einen ist hier der Kreis der Fachgruppen, für die besondere Regelungen vorzusehen sind, erweitert worden. Dies kommt dem Versorgungsbedarf der Psychiater entgegen, die bisher ihre psychotherapeutischen Leistungen mit floatenden Punktwerten vergütet bekamen. In der Konsequenz macht dies – sachlich gerechtfertigt – die Psychotherapie für Psychiater ökonomisch wieder attraktiver.

Zum anderen ist in der neuen Formulierung die Leistungsart deutlicher auf „psychotherapeutische Leistungen" eingegrenzt, d.h., dass Gesprächsleistungen außerhalb der sog. „Richtlinienpsychotherapie" wahrscheinlich nicht von Stützungsregelungen erfasst sein werden. Die in dieser Aussage enthaltene Unsicherheit ergibt sich daraus, dass der neue EBM auch Gesprächsleistungen definiert, die in der Legende als „psychotherapeutisch" ausgewiesen sind, ohne dass sie der genehmigungspflichtigen Richtlinienpsychotherapie zuzurechnen sind. Weniger als bisher lässt die neue Formulierung jedoch Spielraum für die Stützung ebenfalls zeitgebundener psychodiagnostischer Leistungen – eines der nicht durchgesetzten Anliegen der Psychotherapeuten im Gesetzgebungsverfahren.

6. Angleichung des vertragsärztlichen Honorarniveaus im Beitrittsgebiet

Angesichts des bei einigen Arztgruppen in den Neuen Bundesländern niedrigeren Honorarniveaus hat sich der Gesetzgeber dafür entschieden, die Vergütungen der vertragsärztlichen Leistungen je Vertragsarzt im Beitrittsgebiet weiter an das Vergütungsniveau in den Alten Bundesländern anzugleichen (§ 85 Abs. 3c SGB V).

Zu diesem Zweck werden in den Jahren 2004 bis 2006 die Gesamtvergütungen in den Neuen Bundesländern zusätzlich und schrittweise um insgesamt 3,8 % erhöht. Dies entspricht einem Finanzvolumen von insgesamt 119,7 Mio. Euro verteilt auf drei Jahre. Die Gesamtvergütungen in den Alten Bundesländern werden dementsprechend in den Jahren 2004 bis 2006 schrittweise um insgesamt 0,6 % reduziert. Die Gesamtvertragspartner, d.h. KVen und Landesverbände der Krankenkassen, haben die Aufgabe, diesen stufenweisen Angleichungsprozess für die Jahre 2004 bis 2006 zu vereinbaren. Die Regelung findet insgesamt für das Land Berlin keine Anwendung (§ 85 Abs. 3c Satz 7 SGB V).

7. Wirtschaftlichkeitsprüfungen (§ 106 SGB V)

Die Umstellung des vertragsärztlichen Honorarsystems auf arztgruppen- bzw. arztbezogene Regelleistungsvolumina führt u.a. dazu, dass das sogenannte Morbiditätsrisiko auf die Krankenkassen verlagert wird. Durch die Abschaffung der mitgliederbezogenen, morbiditätsunabhängigen Kopfpauschalen wird insbesondere das finanzielle Risiko einer Mengenausweitung der abgerechneten ärztlichen Leistungen (bis zum Erreichen der Obergrenze der arztgruppenbezogenen Regelleistungsvolumina) auf die Krankenkassen verlagert. Die Prüfung der Plausibilität und der Wirtschaftlichkeit ärztlicher Leistungen erhält in einem derartigen System einen neuen Stellenwert. Demnach wird die Prüfung der Plausibilität der abgerechneten Leistungen (§ 106a) sowie die Prüfung der Wirtschaftlichkeit der ärztlichen und psychotherapeutischen sowie der ärztlich veranlassten Leistungen (§ 106) stringenter geregelt. In diesem Zusammenhang ist zu erwähnen, dass die Leistungen der Richtlinienpsychotherapie nach wie vor nicht der Wirtschaftlichkeitsprüfung unterliegen, da diese durch das mit der Genehmigung verbundene Antragsverfahren ersetzt wird:

„Bestätigt die Krankenkasse ihre Leistungspflicht für Psychotherapie aufgrund eines Antragsverfahrens, wird eine zusätzliche Wirtschaftlichkeitsprüfung für die bewilligte Psychotherapie nicht durchgeführt." (§ 13 Abs. 5 der Psychotherapievereinbarungen).

8. Plausibilitätsprüfung (§ 106a SGB V)

Die Abrechnungen der Vertragsärzte und -psychotherapeuten werden wie bisher von den KVen geprüft. Der Prüfungsumfang wird durch das Reformgesetz gesetzlich konkretisiert. Festzustellen ist die sachliche und rechnerische Richtigkeit der vertragsärztlichen Abrechnung, d.h. insbesondere die Übereinstimmung der Abrechnung mit den gesetzlichen und vertragsrechtlichen Rahmenbedingungen (EBM, HVM, z.B. qualitative Anforderungen nach § 135 SGB V). Überprüft wird insbesondere der Umfang der je Tag abgerechneten Leistungen im Hinblick auf den damit verbundenen Zeitaufwand des Vertragsarztes. Die Krankenkassen prüfen – wie bisher – das Bestehen ihrer Leistungspflicht (z.B. Mitgliedschaft, Versicherungsverhältnis). Neu hinzu kommt die Prüfung der **Plausibilität** von Art und Umfang der für die Behandlung eines Versicherten abgerechneten Leistungen in Bezug auf die angegebene Diagnose (§ 106a Nr. 2 SGB V), die Zahl der vom Versicherten in Anspruch genommenen Vertragsärzte (Nr. 3) sowie hinsichtlich der vom Versicherten an den Arzt oder Psychotherapeuten zu zahlenden Zuzahlungen (Praxisgebühr).

Die Überprüfung der Plausibilität der abgerechneten Leistungen im Verhältnis zu den angegebenen Diagnosen ist eine Konsequenz aus der Neuordnung des Vergütungssystems. In einem ärztlichen Honorarsystem, das auf mitgliederbezogenen Kopfpauschalen basiert, ist eine derartige Prüfung durch die Krankenkassen nicht erforderlich, da das Risiko der Morbidität der Versicherten und der abgerechneten Leistungen zu Lasten der budgetierten Gesamtvergütung geht. In einem Vergütungssystem, das ganz wesentlich den Behandlungsbedarf und damit die Morbidität zur Grundlage hat, ist naturgemäß die Überprüfung dieses Bedarfes (Diagnose und dazugehörige abgerechnete ärztliche Leistung) von zentraler Bedeutung für die Sachgerechtigkeit eines derartigen Vergütungssystems.

9. Gesamtergebnis

In einer Gesamtbilanz, die das GMG für das ärztliche Honorar gebracht hat, ist sicherlich hervorzuheben, dass es mit der Einführung der Regelleistungsvolumina ab 2006 bzw. 2007 der KBV gelungen ist, eines der zentralen Ziele aus der Diskussion der vergangenen Jahre durchzusetzen. Die Morbidität der Versicherten wird zu einem der

IV Neues Vergütungssystem (§§ 85a bis 85d SGB V)

zentralen Parameter für die Bildung und Fortschreibung der Faktoren zur Bestimmung des ärztlichen Honorarvolumens. Das so genannte Morbiditätsrisiko geht damit wieder auf die Krankenkassen über. Die Realisierung dieses neuen Honorarsystems bis zum Jahr 2006/2007 wird es allerdings erfordern, noch eine Fülle von Fragen zu klären, insbesondere die Problematik der Validität der zur Bestimmung der Morbidität der Versicherten erforderlichen Daten.

Andererseits ist für die unmittelbar bevorstehenden Jahre perspektivisch klar zu erkennen, dass eine Steigerung des Honorarvolumens der Vertragsärzteschaft nicht zu realisieren sein wird. Im Gegenteil: Nach der Nullrunde des Jahres 2003, die sich aus dem Beitragssatzsicherungsgesetz ergeben hat, ist für das Jahr 2004 zumindest mit einer weiteren Nullrunde zu rechnen, da die für das Jahr 2004 maßgebliche Grundlohnsummenrate voraussichtlich um Null betragen wird. Hinzu kommen folgende Belastungen aus dem GMG:

- stufenweise Ost-West-Angleichung des ärztlichen Honorars,
- Abschläge auf die Gesamtvergütungen bis zu 1 % zur Förderung der Integrationsversorgung,
- Abschläge zur Finanzierung des neuen Gemeinsamen Bundesausschusses und zur Finanzierung des neuen Instituts für Qualität und Wirtschaftlichkeit im Gesundheitswesen.

Die Diskussionen über die Angemessenheit des vertragsärztlichen Honorars werden also auch künftig schwierig bleiben. Eine Versachlichung dieser Fragestellung ist erst dann zu erwarten, wenn es mit den morbiditätsbezogenen Regelleistungsvolumina zu einem Honorarsystem gekommen ist, das die Morbidität der Versicherten transparent und zur Grundlage des Honorarvolumens macht. Ob es zu dieser Versachlichung kommt, hängt jedoch auch von grundlegenden Entscheidungen der Gesundheitspolitik zur Finanzierung des Gesundheitswesens ab.

V. Veränderung der Organisationsstrukturen

Das GMG nimmt an einigen Stellen merkliche Änderungen bei den Organisationsstrukturen vor. Diese sollen nachfolgend erläutert werden.

1. Krankenkassen

a) Errichtung, Ausdehnung und Öffnung von Betriebs- und Innungskrankenkassen

Grundsätzlich können Betriebskrankenkassen errichtet werden, wenn in dem Betrieb bzw. den Betrieben mindestens 1 000 Versicherungspflichtige beschäftigt sind und ihre Leistungsfähigkeit auf Dauer gesichert ist. Das GMG schließt die Möglichkeit der Gründung einer Betriebskrankenkasse allerdings für Betriebe aus, die als Leistungserbringer in der gesetzlichen Krankenversicherung zugelassen sind. Das Verbot gilt gleichermaßen für Verbände, deren maßgebliche Zielsetzung die Interessenvertretung von Leistungserbringern ist, wie zum Beispiel KVen, Apothekerkammer oder ähnliches (§ 147 Abs. 4 SGB V).

Der Gesetzgeber beseitigt die Möglichkeit, dass sich eine bereits geöffnete Betriebs- oder Innungskrankenkasse wieder schließt. Er regelt, dass bei einem Zusammenschluss einer geöffneten und einer nicht geöffneten Betriebs- oder Innungskrankenkasse die aus der Fusion hervorgehende Krankenkasse ebenfalls geöffnet ist (§ 173 Abs. 2 SGB V).

b) Tragung der Personalkosten bei Betriebskrankenkassen

Bei Betriebskrankenkassen kann der Arbeitgeber die Personalkosten tragen. Das GMG schließt diese Möglichkeit künftig für solche Betriebskrankenkassen aus, die sich für Personen außerhalb des Betriebes durch Satzungsregelung geöffnet haben (§ 147 Abs. 3 SGB V). Der Gesetzgeber begründet dies mit den Wettbewerbsverzerrungen zugunsten der Betriebskrankenkassen, die dadurch entstehen, dass diese bei Tragung der Personalkosten durch den Arbeitgeber geringere Beitragssätze anbieten können.

c) Haftungsverpflichtung der Verbände der Krankenkassen

Begründet aus den bisherigen Erfahrungen schafft das Gesetz u.a. eine Verpflichtung für die einzelnen Krankenkassen, ihrem Verband gegenüber jederzeit auf Verlangen unverzüglich die Unterlagen vorzulegen und die Auskünfte zu erteilen, die dieser zur Beurteilung der dauernden Leistungsfähigkeit der Kasse für erforderlich hält. Der Verband muss die Kasse beraten, wenn er ihre Leistungsfähigkeit für bedroht hält, und hat die Aufsichtsbehörde zu unterrichten, wenn die Krankenkasse notwendige Maßnahmen nicht ergreift (§ 172 Abs. 2 SGB V).

2. Kassenärztliche Vereinigungen

Die Übergangsregelungen schreiben vor, dass die bestehenden KVen und deren Vertreterversammlungen bestimmte vorbereitende Maßnahmen bereits im Jahre 2004 auf der Grundlage des ab 1.1.2005 geltenden Rechts durchzuführen haben. Dies betrifft die Organisationsänderungen der zusammengelegten KVen, die Wahl neuer Vertreterversammlungen sowie die Wahl von Vorständen. Für die KBV regelt das Gesetz die Wahl der Vertreterversammlung und des Vorstandes in gleicher vorgreiflicher Weise, wobei die Wahl des Vorstandes bis spätestens zum 31.3.2005 zu erfolgen hat.

Der Gesetzgeber nimmt umfangreiche Änderungen an den Organisationsstrukturen der KVen und der KBV vor:

a) Zusammenlegung von Kassenärztlichen Vereinigungen

Bislang bestand bereits der Grundsatz, dass in jedem Bundesland eine Kassenärztliche Vereinigung bestehen sollte. Allerdings konnten hiervon abweichend mit Zustimmung des jeweiligen Bundeslandes auch mehr als eine Kassenärztliche Vereinigung bestehen, was in drei Bundesländern (Baden-Württemberg, Nordrhein-Westfalen, Rheinland-Pfalz) der Fall ist. Das GMG legt nun fest, dass soweit in einem Bundesland mehrere KVen mit weniger als 10 000 Mitgliedern bestehen, diese zusammenzulegen sind. Gleiches gilt für Kassenzahnärztliche Vereinigungen, sofern sie weniger als 5 000 Mitglieder haben (§ 77 SGB V). Die Regelung tritt zum 1.1.2005 in Kraft. Die betroffenen KVen führen bereits im Jahre 2004 die erforderlichen Organisationsänderungen im Einvernehmen mit den zuständigen Landesbehörden durch.

Für die Änderungen der Satzungen und Wahlordnungen, welche die rechtlichen Rahmenbedingungen der Konstituierung der „neuen" Vertreterversammlungen und Vorstände festlegen, ist die jeweils amtierende Vertreterversammlung zuständig, da allein sie der im Jahre 2004 befugte Normgeber ist.

Im Jahre 2004 umfasst der Kreis der Mitglieder nach dem zu diesem Zeitpunkt geltenden Recht:
– ordentliche Mitglieder: zugelassene Vertragsärzte/Vertragspsychotherapeuten, angestellte und ermächtigte Ärzte

Zusammensetzung der künftigen Vertreterversammlung: Zunächst muss die Zahl der Mitglieder der Vertreterversammlung nach § 79 Abs. 2 Satz 1 festgelegt werden. Die gesetzlichen Regelungen benennen Höchstzahlen welche jedoch nicht ausgeschöpft werden müssen.

Wie wirken sich die gesetzlichen Vorschriften auf die Zahl der Psychotherapeuten in den Vertreterversammlungen aus?

Das Gesetz spricht unter Bezugnahme auf die „Psychotherapeuten" (vgl. dazu die Legaldefinition § 28 Abs. 3 SGB V) von den „übrigen Mitgliedern". Gemeint sind Psychologische Psychotherapeuten und Kinder- und Jugendlichenpsychotherapeuten in allen Formen der Mitgliedschaft, ermächtigte Krankenhaus-Psychotherapeuten und angestellte Psychotherapeuten.

Im Gesetz ist ferner vorgeschrieben, dass es bei der Gruppenwahl der Psychotherapeuten bleibt. Diese Wahl ist die einzige zulässige Gruppenwahl einer Mitgliederkategorie. Eine Festlegung eines Anteils unterhalb der 10 %-Obergrenze dürfte nur in Abbildung realer Verhältnisse zulässig sein.

b) Regelungen zu den Wahlen in den Kassenärztlichen bzw. Kassenzahnärztlichen Vereinigungen

Bislang war es den KVen überlassen, ob sie ihre Selbstverwaltungsorgane nach dem Mehrheitswahlrecht oder nach dem Verhältniswahlrecht wählen. Da beim Mehrheitswahlrecht Minderheitsgruppen im verbandspolitischen Geschehen unterrepräsentiert bleiben können, schreibt der Gesetzgeber nunmehr vor, dass die Vereinigungen das Verhältniswahlrecht bei der Wahl zur Vertreterversammlung anwenden müssen (§ 80 Abs. 1 SGB V). Ein zulässiges Kriterium der Verhältniswahl bildet auch die Zulassung von Wahlkreisen entsprechend gebildeter oder in den Fusions-KVen noch zu bildender Abrechnungsstellen.

Außerdem wird festgelegt, dass der Vorsitzende und jeweils ein Stellvertreter des Vorsitzenden der KVen „geborene" Mitglieder der Vertreterversammlung der KBV sind. Die weiteren Mitglieder der Vertreterversammlung der Bundesversammlung, die eine KV stellt, werden auf ihrer Vertreterversammlung gewählt.

Zukünftige Mitglieder des Vorstandes einer KV: Die Festlegung der Zahl der Mitglieder des Vorstandes ist notwendig, da das Gesetz Höchstzahlen nennt („bis zu drei"). Aus den gesetzlichen Vorschriften ist weiterhin abzuleiten, dass der Vorstand einer KV aus mindestens zwei Mitgliedern bestehen muss. Inwiefern unter diesen Voraussetzungen (verkleinerter hauptamtlicher Vorstand) Psychotherapeuten noch eine Chance haben, Vorstandsmitglieder einer KV zu werden, bleibt abzuwarten.

3. Kassenärztliche Bundesvereinigung

Nach den Vorschriften des § 81 Abs. 1 a besteht die künftige Vertreterversammlung der KBV unbeschadet der gesetzlichen Besetzung durch den Vorsitzenden und seinen Stellvertreter jeder KV aus von den Vertreterversammlungen der KVen zu wählenden und zu entsendenden Vertretern.

Der gewählte Vorsitzende und der gewählte Stellvertreter des Vorsitzenden der KV gehören der Vertreterversammlung der KBV kraft Amtes an. Einer Wahl durch die Vertreterversammlung der KV bedarf es nicht (sog. „geborene Mitglieder"). Durch die Satzung der KBV wird die Anzahl der gewählten Vertreter in der KBV-Vertreterversammlung festgelegt. Bei den Psychotherapeuten wählt die Wahlgemeinschaft der Psychotherapeutenvertreter ihre Vertreter in die Vertreterversammlung der KBV. Die Vertreterversammlung der KBV wird sich im Dezember 2004 konstituieren.

Der Anteil der Psychotherapeuten und Kinder- und Jugendlichenpsychotherapeuten in der künftigen Vertreterversammlung der KBV wird bis zu 10 % betragen. Je nach satzungsrechtlicher Festlegung der Größe der Vertreterversammlung wird die Zahl der Sitze zwischen 2 und 6 liegen.

Die Mitwirkung von Psychotherapeuten in der Form einer Mitgliedschaft im Vorstand der KBV ist auch hier faktisch nicht zu erwarten. Die Wahl des Vorstandes der KBV muss nach der gesetzlichen Regelung bis spätestens 31.3.2005 erfolgt sein.

4. Zeitplan

a) Kassenärztliche Vereinigungen

2003: Vorbereitung von Satzungsänderungen.

2004: 1. Quartal: Satzungsänderungen – Genehmigungsverfahren Wahlordnungen,
3. Quartal: Wahlen Vertreterversammlung, Wahlen Vorstand, Abschluss Dienstverträge.

2005: Beginn der neuen Amtsperiode für Vertreterversammlungs-Mitglieder und Vorstand.

b) Kassenärztliche Bundesvereinigung

2003: Vorbereitung von Satzungsänderungen.

2004: 2. Quartal: Satzungsänderung und Genehmigungsverfahren, Mitteilung der Verteilungszahlen für die Wahlen zur Vertreterversammlung der KBV,
3. Quartal: Kassenärztliche Vereinigungen: Wahlen der wählbaren Mitglieder der Vertreterversammlung der KBV durch die „neuen" Vertreterversammlungen der KVen,
Dez. 2004: Konstituierende Sitzung der „neuen" Vertreterversammlung der KBV.

2005: Spätestens bis 31.3.2005 Wahl des Vorstandes der KBV.

5. Gemeinsamer Bundesausschuss

Auf der Bundesebene werden zentrale Entscheidungen im Gesundheitswesen unterhalb der Gesetzesebene durch die gemeinsame Selbstverwaltung von Krankenkassenverbänden, Körperschaften und Verbänden der Leistungserbringer getroffen. Zu besonderer Bedeutung sind hierbei in den letzten Jahren die gemeinsamen Ausschüsse beider Seiten gekommen: der Bundesausschuss der Ärzte und Krankenkassen, der Bundesausschuss der Zahnärzte und Krankenkassen, der Ausschuss Krankenhaus und der Koordinierungsausschuss. Die Trennung in unterschiedliche Ausschüsse wird von der Politik jedoch zwischenzeitlich als problematisch angesehen. Daher wird mit dem Gesetz anstelle der vier bisher bestehenden Ausschüsse ein Gemeinsamer Bundesausschuss gebildet (§ 91 SGB V). Von der Errichtung des Gemeinsamen Bundesausschusses erwartet sich der Gesetzgeber eine Stärkung dieses Gremiums sowie Einsparungen.

Der Gemeinsame Bundesausschuss wird zum 1.1.2004 errichtet und tritt die Rechtsnachfolge der bisherigen Ausschüsse sowie der Arbeitsgemeinschaft Koordinierungsausschuss an, in deren Dienst- und Beschäftigungsverhältnisse er eintritt (Artikel 35 § 6 GMG). Richtlinien, die die Ausschüsse bislang erlassen haben, bleiben so lange unverändert gültig, bis sie vom Gemeinsamen Bundesausschuss geändert oder aufgehoben werden.

Der Gemeinsame Bundesausschuss besteht aus einem unparteiischen Vorsitzenden, zwei weiteren unparteiischen Mitgliedern sowie vier Vertretern der KBV, einem Vertreter der Kassenzahnärztlichen Bundesvereinigung, vier Vertretern der Deutschen Krankenhausgesellschaft, drei Vertretern der Ortskrankenkassen, zwei Vertretern der Ersatzkassen und je einem Vertreter der Betriebs- und Innungskrankenkassen, der landwirtschaftlichen Krankenkassen und der Bundesknappschaft. Für verschiedene Aufgaben hat der Gesetzgeber allerdings eine veränderte Zusammensetzung vorgesehen. So wirken bei Richtlinien über die vertragsärztliche Versorgung anstelle der Vertreter der Zahnärzte und der Krankenhäuser weitere Vertreter der KBV mit, während umgekehrt bei Richtlinien über die vertragszahnärztliche Versorgung auf Seiten der Leistungserbringer nur Zahnärzte mitwirken. Entsprechendes gilt für Regelungen, die die Psychotherapie und den Krankenhausbereich betreffen.

Bei Angelegenheiten, die die Psychotherapierichtlinien betreffen, tritt ein gemeinsamer Bundesausschuss in seiner „besonderen Zusammensetzung für Fragen der Psychotherapie" zusammen:

Wie bisher werden diesem Bundesausschuss 5 Psychotherapeuten (davon 1 Kinder- und Jugendlichenpsychotherapeut) sowie 5 psychotherapeutisch tätige Ärzte angehören.
Der Vorsitzende wird der frühere Hauptgeschäftsführer der KBV, Dr. jur. Rainer Hess sein. Beisitzer sind Dr. med. Erhard Effer, früherer Mitarbeiter der KBV und damals zuständig für die Psychotherapierichtlinien, sowie Eckard Schupeta, früherer Vorsitzender des Vorstandes der DAK.

6. Institutionen für Aufgaben der Datentransparenz

Der Gesetzgeber hat mit dem GMG Verfahren und Institutionen für eine pseudonymisierte Auswertung von Leistungs- und Abrechnungsdaten geschaffen, die zu einer verbesserten gesundheitspolitischen Systemsteuerung eingesetzt werden können (§§ 303a bis 303f SGB V). Im Einzelnen beabsichtigt der Gesetzgeber hiermit folgende Zwecke (§ 303f SGB V):
– Wahrnehmung von Steuerungsaufgaben durch die Kollektivvertragspartner,
– Verbesserung der Qualität der Versorgung,
– Planung von Kapazitäten und Mengen,
– Längsschnittanalysen über längere Zeiträume zur Analyse von Behandlungsabläufen und zur Identifikation von Über-, Unter- und Fehlversorgungen,
– Unterstützung politischer Entscheidungsprozesse zur Weiterentwicklung der Gesetzlichen Krankenversicherung,
– Analyse und Entwicklung von sektorübergreifenden Versorgungsformen.

Genutzt werden können die Daten von den Krankenkassen und ihren Spitzen- und Landesverbänden, den Kassenärztlichen (Bundes-)Vereinigungen, den Spitzenorganisationen der Leistungserbringer auf Bundesebene, Institutionen der Gesundheitsberichterstattung auf Bundes- und Landesebene, Institutionen der Gesundheitsversorgungsforschung, Hochschulen und sonstigen Einrichtungen mit der Aufgabe unabhängiger wissenschaftlicher Forschung, dem Institut für Qualität und Wirtschaftlichkeit im Gesundheitswesen sowie den für die gesetzliche Krankenversicherung zuständigen obersten Bundes- und Landesbehörden sowie den diesen nachgeordneten Behörden (§ 303f SGB V).

V Veränderung der Organisationsstrukturen

Damit diese Aufgaben wahrgenommen werden können, richtet der Gesetzgeber eine Arbeitsgemeinschaft für Aufgaben der Datentransparenz ein (§ 303a SGB V). Diese Arbeitsgemeinschaft setzt sich aus den Spitzenverbänden der Krankenkassen und der KBV zusammen. Die Arbeitsgemeinschaft definiert die Anforderungen für einheitliche und sektorenübergreifende Datendefinitionen für den Datenaustausch in der gesetzlichen Krankenversicherung.

Anhang
SGB V (Auszug)

Sozialgesetzbuch (SGB)
Fünftes Buch (V)

Artikel 1 des Gesetzes zur Strukturreform im Gesundheitswesen (Gesundheits-Reformgesetz – GRG) vom 20. Dezember 1988 (BGBl. I S. 2477), zuletzt geändert durch Artikel 1 des Gesetzes zur Modernisierung der Krankenversicherung (GKV-Modernisierungsgesetz – GMG) vom 14. November 2003 (BGBl. I S. 2190)

– *Auszug* –

**Drittes Kapitel
Leistungen der Krankenversicherung**

**Zweiter Abschnitt
Gemeinsame Vorschriften**

§ 13 Kostenerstattung

(1) Die Krankenkasse darf anstelle der Sach- oder Dienstleistung (§ 2 Abs. 2) Kosten nur erstatten, soweit es dieses oder das Neunte Buch vorsieht.

(2) Versicherte können anstelle der Sach- oder Dienstleistungen Kostenerstattung wählen. Sie sind von ihrer Krankenkasse vor ihrer Wahl zu beraten. Eine Beschränkung der Wahl auf den Bereich der ambulanten Behandlung ist möglich. Nicht im Vierten Kapitel genannte Leistungserbringer dürfen nur nach vorheriger Zustimmung der Krankenkasse in Anspruch genommen werden. Eine Zustimmung kann erteilt werden, wenn medizinische oder soziale Gründe eine Inanspruchnahme dieser Leistungserbringer rechtfertigen und eine zumindest gleichwertige Versorgung gewährleistet ist. Die Inanspruchnahme von Leistungserbringern nach § 95b Abs. 3 Satz 1 im Wege der Kostenerstattung ist ausgeschlossen. Anspruch auf Erstattung besteht höchstens in Höhe der Vergütung, die die Krankenkasse bei Erbringung als Sachleistung zu tragen hätte. Die Satzung hat das Verfahren der Kostenerstattung zu regeln. Sie hat dabei ausreichende Abschläge vom Erstattungsbetrag für Verwaltungskosten und fehlende Wirtschaftlichkeitsprüfungen vorzusehen sowie vorgesehene Zuzahlungen in Abzug zu bringen. Die Versicherten sind an ihre Wahl der Kostenerstattung mindestens ein Jahr gebunden.

(3) Konnte die Krankenkasse eine unaufschiebbare Leistung nicht rechtzeitig erbringen oder hat sie eine Leistung zu Unrecht abgelehnt und sind dadurch Versicherten für die selbstbeschaffte Leistung Kosten entstanden, sind diese von der Krankenkasse in der entstandenen Höhe zu erstatten, soweit die Leistung notwendig war. Die Kosten für selbstbeschaffte Leistungen zur medizinischen Rehabilitation nach dem Neunten Buch werden nach § 15 des Neunten Buches erstattet.

(4) Versicherte sind berechtigt, auch Leistungserbringer in anderen Staaten im Geltungsbereich des Vertrages zur Gründung der Europäischen Gemeinschaft und des Abkommens über den Europäischen Wirtschaftsraum anstelle der Sach- oder Dienstleistung im Wege der Kostenerstattung in Anspruch zu nehmen, es sei denn, Behandlungen für diesen Personenkreis im anderen Staat sind auf der Grundlage eines Pauschbetrages zu erstatten oder unterliegen auf Grund eines vereinbarten Erstattungsverzichts nicht der Erstattung. Es dürfen nur solche Leistungserbringer in Anspruch genommen werden, bei denen die Bedingungen des Zugangs und der Ausübung des Berufes Gegenstand einer Richtlinie der Europäischen Gemeinschaft sind oder die im jeweiligen nationalen System der Krankenversicherung des Aufenthaltsstaates zur Versorgung der Versicherten berechtigt sind. Der Anspruch auf Erstattung besteht höchstens in der Höhe der Vergütung, die die Krankenkasse bei Erbringung als Sachleistung im Inland zu tragen hätte. Die Satzung hat das Verfahren der Kostenerstattung zu regeln. Sie hat dabei ausreichende Abschläge vom Erstattungsbetrag für Verwaltungskosten und fehlende Wirtschaftlichkeitsprüfungen vorzusehen sowie vorgesehene Zuzahlungen in Abzug zu bringen. Ist eine dem allgemein anerkannten Stand der medizinischen Erkenntnisse entsprechende Behandlung einer Krankheit nur in einem anderen Mitgliedstaat der Europäischen Union oder einem anderen Vertragsstaat des Abkommens über den Europäischen Wirtschaftsraum möglich, kann die Krankenkasse die Kosten der erforderlichen Behandlung auch ganz übernehmen.

(5) Abweichend von Absatz 4 können in anderen Staaten im Geltungsbereich des Vertrages zur Gründung der Europäischen Gemeinschaft und des Abkommens über den Europäischen Wirtschaftsraum Krankenhausleistungen nach § 39 nur nach vorheriger Zustimmung durch die Krankenkasse in Anspruch genommen werden. Die Zustimmung darf nur versagt werden, wenn die gleiche oder eine für den Versicherten ebenso wirksame, dem allgemein anerkannten Stand der medizinischen Erkenntnisse entsprechende Behandlung einer Krankheit rechtzeitig bei einem Vertragspartner der Krankenkasse im Inland erlangt werden kann.

(6) § 18 Abs. 1 Satz 2 und Abs. 2 gilt in den Fällen der Absätze 4 und 5 entsprechend.

Fünfter Abschnitt
Leistungen bei Krankheit

Erster Titel
Krankenbehandlung

§ 28 Ärztliche und zahnärztliche Behandlung

(1) – (3) ...

(4) Versicherte, die das 18. Lebensjahr vollendet haben, leisten je Kalendervierteljahr für jede erste Inanspruchnahme eines an der ambulanten ärzt-

lichen, zahnärztlichen oder psychotherapeutischen Versorgung teilnehmenden Leistungserbringers, die nicht auf Überweisung aus demselben Kalendervierteljahr erfolgt, als Zuzahlung den sich nach § 61 Satz 2 ergebenden Betrag an den Leistungserbringer. Satz 1 gilt nicht für Inanspruchnahmen nach § 23 Abs. 9, § 25 und zahnärztliche Untersuchungen nach § 55 Abs. 1 Satz 4 und 5. Soweit Versicherte Kostenerstattung nach § 13 Abs. 2 gewählt haben, gelten Sätze 1 und 2 mit der Maßgabe, dass die Zuzahlung gemäß § 13 Abs. 2 Satz 9 von der Krankenkasse in Abzug zu bringen ist.

Viertes Kapitel
Beziehungen der Krankenkassen zu den Leistungserbringern

Zweiter Abschnitt
Beziehungen zu Ärzten, Zahnärzten und Psychotherapeuten

Siebter Titel
Voraussetzungen und Formen der Teilnahme von Ärzten und Zahnärzten an der Versorgung

§ 95 Teilnahme an der vertragsärztlichen Versorgung

(1) An der vertragsärztlichen Versorgung nehmen zugelassene Ärzte und zugelassene medizinische Versorgungszentren sowie ermächtigte Ärzte und ermächtigte ärztlich geleitete Einrichtungen teil. Medizinische Versorgungszentren sind fachübergreifende ärztlich geleitete Einrichtungen, in den Ärzte, die in das Arztregister nach Absatz 2 Satz 3 Nr. 1 eingetragen sind, als Angestellte oder Vertragsärzte tätig sind. Die medizinischen Versorgungszentren können sich aller zulässigen Organisationsformen bedienen; sie können von den Leistungserbringern, die auf Grund von Zulassung, Ermächtigung oder Vertrag an der medizinischen Versorgung der Versicherten teilnehmen, gegründet werden. Die Zulassung erfolgt für den Ort der Niederlassung als Arzt oder den Ort der Niederlassung als medizinisches Versorgungszentrum (Vertragsarztsitz).

(2) Um die Zulassung als Vertragsarzt kann sich jeder Arzt bewerben, der seine Eintragung in ein Arzt- oder Zahnarztregister (Arztregister) nachweist. Die Arztregister werden von den Kassenärztlichen Vereinigungen für jeden Zulassungsbezirk geführt. Die Eintragung in ein Arztregister erfolgt auf Antrag
1. nach Erfüllung der Voraussetzungen nach § 95a für Vertragsärzte und nach § 95c für Psychotherapeuten,
2. nach Ableistung einer zweijährigen Vorbereitungszeit für Vertragszahnärzte.

Das Nähere regeln die Zulassungsverordnungen.
Um die Zulassung kann sich ein medizinisches Versorgungszentrum bewerben, dessen Ärzte in das Arztregister nach Satz 3 eingetragen sind; Absatz 2a

gilt für die Ärzte in einem zugelassenen medizinischen Versorgungszentrum entsprechend. Die Anstellung eines Arztes in einem zugelassenen medizinischen Versorgungszentrum bedarf der Genehmigung des Zulassungsausschusses. Die Genehmigung ist zu erteilen, wenn die Voraussetzungen des Satzes 5 erfüllt sind. Anträge auf Zulassung eines Arztes und auf Zulassung eines medizinischen Versorgungszentrums sowie auf Genehmigung der Anstellung eines Arztes in einem zugelassenen medizinischen Versorgungszentrum sind abzulehnen, wenn bei Antragstellung für die dort tätigen Ärzte Zulassungsbeschränkungen nach § 103 Abs. 1 Satz 2 angeordnet sind. Für die in den medizinischen Versorgungszentren angestellten Ärzte gilt § 135 entsprechend.

(2a) Voraussetzung für die Zulassung als Vertragsarzt ist ferner, dass der Antragsteller auf Grund des bis zum 18. Juni 1993 geltenden Rechts darauf vertrauen konnte, zukünftig eine Zulassung zu erhalten. Dies gilt nicht für einen Antrag auf Zulassung in einem Gebiet, für das der Landesausschuss der Ärzte und Krankenkassen nach § 100 Abs. 1 Satz 1 Unterversorgung festgestellt hat.

(3) Die Zulassung bewirkt, dass der Vertragsarzt Mitglied der für seinen Kassenarztsitz zuständigen Kassenärztlichen Vereinigung wird und zur Teilnahme an der vertragsärztlichen Versorgung berechtigt und verpflichtet ist. Die Zulassung des medizinischen Versorgungszentrums bewirkt, dass die in dem Versorgungszentrum angestellten Ärzte Mitglieder der für den Vertragsarztsitz des Versorgungszentrums zuständigen Kassenärztlichen Vereinigung sind und dass das zugelassene medizinische Versorgungszentrum insoweit zur Teilnahme an der vertragsärztlichen Versorgung berechtigt und verpflichtet ist. Die vertraglichen Bestimmungen über die vertragsärztliche Versorgung sind verbindlich.

(4) Die Ermächtigung bewirkt, dass der ermächtigte Arzt oder die ermächtigte ärztlich geleitete Einrichtung zur Teilnahme an der vertragsärztlichen Versorgung berechtigt und verpflichtet ist. Die vertraglichen Bestimmungen über die vertragsärztliche Versorgung sind für sie verbindlich. Die Absätze 5 bis 7, § 75 Abs. 2 und § 81 Abs. 5 gelten entsprechend.

(5) Die Zulassung ruht auf Beschluss des Zulassungsausschusses, wenn der Vertragsarzt seine Tätigkeit nicht aufnimmt oder nicht ausübt, ihre Aufnahme aber in angemessener Frist zu erwarten ist, oder auf Antrag eines Vertragsarztes, der in den hauptamtlichen Vorstand nach § 79 Abs. 1 gewählt worden ist.

(6) Die Zulassung ist zu entziehen, wenn ihre Voraussetzungen nicht oder nicht mehr vorliegen, der Vertragsarzt die vertragsärztliche Tätigkeit nicht aufnimmt oder nicht mehr ausübt oder seine vertragsärztlichen Pflichten gröblich verletzt. Einem medizinischen Versorgungszentrum ist die Zulassung auch dann zu entziehen, wenn die Gründungsvoraussetzung des Absatzes 1 Satz 3 zweiter Halbsatz nicht mehr vorliegt.

(7) Die Zulassung endet mit dem Tod, mit dem Wirksamwerden eines Verzichts oder mit dem Wegzug des Berechtigten aus dem Bezirk seines

Kassenarztsitzes. Die Zulassung eines medizinischen Versorgungszentrums endet mit dem Wirksamwerden eines Verzichts, der Auflösung oder mit dem Wegzug des zugelassenen medizinischen Versorgungszentrums aus dem Bezirk des Vertragsarztsitzes. Im Übrigen endet ab 1. Januar 1999 die Zulassung am Ende des Kalendervierteljahres, in dem der Vertragsarzt sein 68. Lebensjahr vollendet. War der Vertragsarzt
1. zum Zeitpunkt der Vollendung des achtundsechzigsten Lebensjahres weniger als zwanzig Jahre als Vertragsarzt tätig und
2. vor dem 1. Januar 1993 bereits als Vertragsarzt zugelassen,

verlängert der Zulassungsausschuss die Zulassung längstens bis zum Ablauf dieser Frist. Satz 4 Nr. 2 gilt für Psychotherapeuten mit der Maßgabe, dass sie vor dem 1. Januar 1999 an der ambulanten Versorgung der Versicherten mitgewirkt haben. Für die Verträge nach § 82 Abs. 1 gelten die Sätze 2 bis 4 entsprechend. Die Anstellung von Ärzten in einem zugelassenen medizinischen Versorgungszentrum endet mit Vollendung des 68. Lebensjahres; in den Fällen des § 103 Abs. 4a Satz 1 gelten die Sätze 3 bis 5 entsprechend.

(8) *(gestrichen)*

(9) Der Vertragsarzt kann einen ganztags beschäftigten Arzt oder höchstens zwei halbtags beschäftigte Ärzte anstellen. Das Nähere bestimmen die Zulassungsverordnungen und die Richtlinien des Gemeinsamen Bundesausschusses. Absätze 2b und 7 gelten für den angestellten Arzt entsprechend.

(10) Psychotherapeuten werden zur vertragsärztlichen Versorgung zugelassen, wenn sie
1. bis zum 31. Dezember 1998 die Voraussetzung der Approbation nach § 12 des Psychotherapeutengesetzes und des Fachkundenachweises nach § 95c Satz 2 Nr. 3 erfüllt und den Antrag auf Erteilung der Zulassung gestellt haben,
2. bis zum 31. März 1999 die Approbationsurkunde vorlegen und
3. in der Zeit vom 25. Juni 1994 bis zum 24. Juni 1997 an der ambulanten psychotherapeutischen Versorgung der Versicherten der gesetzlichen Krankenversicherung teilgenommen haben.

Der Zulassungsausschuss hat über die Zulassungsanträge bis zum 30. April 1999 zu entscheiden.

(11) Psychotherapeuten werden zur vertragsärztlichen Versorgung ermächtigt, wenn sie
1. bis zum 31. Dezember 1998 die Voraussetzungen der Approbation nach § 12 des Psychotherapeutengesetzes erfüllt und 500 dokumentierte Behandlungsstunden oder 250 dokumentierte Behandlungsstunden unter qualifizierter Supervision in Behandlungsverfahren erbracht haben, die der Gemeinsame Bundesausschuss in den bis zum 31. Dezember 1998 geltenden Richtlinien über die Durchführung der Psychotherapie in der vertragsärztlichen Versorgung anerkannt hat (Psychotherapie-Richtlinien in der Neufassung vom 3. Juli 1987 – BAnz. Nr. 156 Beilage Nr. 156a –, zuletzt geändert durch Bekanntmachung vom 12. März 1997 –

BAnz. Nr. 49 S. 2946), und den Antrag auf Nachqualifikation gestellt haben,
2. bis zum 31. März 1999 die Approbationsurkunde vorlegen und
3. in der Zeit vom 25. Juni 1994 bis zum 24. Juni 1997 an der ambulanten psychotherapeutischen Versorgung der Versicherten der gesetzlichen Krankenversicherung teilgenommen haben.
Der Zulassungsausschuss hat über die Anträge bis zum 30. April 1999 zu entscheiden. Die erfolgreiche Nachqualifikation setzt voraus, dass die für die Approbation gemäß § 12 Abs. 1 und § 12 Abs. 3 des Psychotherapeutengesetzes geforderte Qualifikation, die geforderten Behandlungsstunden, Behandlungsfälle und die theoretische Ausbildung in vom Gemeinsamen Bundesausschuss anerkannten Behandlungsverfahren erbracht wurden. Bei Nachweis des erfolgreichen Abschlusses der Nachqualifikation hat der Zulassungsausschuss auf Antrag die Ermächtigung in eine Zulassung umzuwandeln. Die Ermächtigung des Psychotherapeuten erlischt bei Beendigung der Nachqualifikation, spätestens fünf Jahre nach Erteilung der Ermächtigung; sie bleibt jedoch bis zur Entscheidung des Zulassungsausschusses erhalten, wenn der Antrag auf Umwandlung bis fünf Jahre nach Erteilung der Ermächtigung gestellt wurde.

(11a) Für einen Psychotherapeuten, der bis zum 31. Dezember 1998 wegen der Betreuung und der Erziehung eines Kindes in den ersten drei Lebensjahren, für das ihm die Personensorge zustand und mit dem er in einem Haushalt gelebt hat, keine Erwerbstätigkeit ausgeübt hat, wird die in Absatz 11 Satz 1 Nr. 1 genannte Frist zur Antragstellung für eine Ermächtigung und zur Erfüllung der Behandlungsstunden um den Zeitraum hinausgeschoben, der der Kindererziehungszeit entspricht, höchstens jedoch um drei Jahre. Die Ermächtigung eines Psychotherapeuten ruht in der Zeit, in der er wegen der Betreuung und der Erziehung eines Kindes in den ersten drei Lebensjahren, für das ihm die Personensorge zusteht und das mit ihm in einem Haushalt lebt, keine Erwerbstätigkeit ausübt. Sie verlängert sich längstens um den Zeitraum der Kindererziehung.

(11b) Für einen Psychotherapeuten, der in dem in Absatz 10 Satz 1 Nr. 3 und Absatz 11 Satz 1 Nr. 3 genannten Zeitraum wegen der Betreuung und Erziehung eines Kindes in den ersten drei Lebensjahren, für das ihm die Personensorge zustand und mit dem er in einem Haushalt gelebt hat, keine Erwerbstätigkeit ausgeübt hat, wird der Beginn der Frist um die Zeit vorverlegt, die der Zeit der Kindererziehung in dem Dreijahreszeitraum entspricht. Beginnt die Kindererziehungszeit vor dem 25. Juni 1994, berechnet sich die Frist vom Zeitpunkt des Beginns der Kindererziehungszeit an.

(12) Der Zulassungsausschuss kann über Zulassungsanträge von Psychotherapeuten und überwiegend oder ausschließlich psychotherapeutisch tätige Ärzte, die nach dem 31. Dezember 1998 gestellt werden, erst dann entscheiden, wenn der Landesausschuss der Ärzte und Krankenkassen die Feststellung nach § 103 Abs. 1 Satz 1 getroffen hat. Anträge nach Satz 1 sind wegen Zulassungsbeschränkungen auch dann abzulehnen, wenn diese bei Antragstellung noch nicht angeordnet waren.

(13) In Zulassungssachen der Psychotherapeuten und der überwiegend oder ausschließlich psychotherapeutisch tätigen Ärzte (§ 101 Abs. 3 Satz 1) treten abweichend von § 96 Abs. 2 Satz 1 und § 97 Abs. 2 Satz 1 an die Stelle der Vertreter der Ärzte Vertreter der Psychotherapeuten und der Ärzte in gleicher Zahl; unter den Vertretern der Psychotherapeuten muss mindestens ein Kinder- und Jugendlichenpsychotherapeut sein. Für die erstmalige Besetzung der Zulassungsausschüsse und der Berufungsausschüsse nach Satz 1 werden die Vertreter der Psychotherapeuten von der zuständigen Aufsichtsbehörde auf Vorschlag der für die beruflichen Interessen maßgeblichen Organisationen der Psychotherapeuten auf Landesebene berufen.

§ 95d Pflicht zur fachlichen Fortbildung

(1) Der Vertragsarzt ist verpflichtet, sich in dem Umfang fachlich fortzubilden, wie es zur Erhaltung und Fortentwicklung der zu seiner Berufsausübung in der vertragsärztlichen Versorgung erforderlichen Fachkenntnisse notwendig ist. Die Fortbildungsinhalte müssen dem aktuellen Stand der wissenschaftlichen Erkenntnisse auf dem Gebiet der Medizin, Zahnmedizin oder Psychotherapie entsprechen. Sie müssen frei von wirtschaftlichen Interessen sein.

(2) Der Nachweis über die Fortbildung kann durch Fortbildungszertifikate der Kammern der Ärzte, der Zahnärzte sowie der Psychologischen Psychotherapeuten und Kinder- und Jugendlichenpsychotherapeuten erbracht werden. Andere Fortbildungszertifikate müssen den Kriterien entsprechen, die die jeweilige Arbeitsgemeinschaft der Kammern dieser Berufe auf Bundesebene aufgestellt hat. In Ausnahmefällen kann die Übereinstimmung der Fortbildung mit den Anforderungen nach Absatz 1 Satz 2 und 3 auch durch sonstige Nachweise erbracht werden; die Einzelheiten werden von den Kassenärztlichen Bundesvereinigungen nach Absatz 6 Satz 2 geregelt.

(3) Ein Vertragsarzt hat alle fünf Jahre gegenüber der Kassenärztlichen Vereinigung den Nachweis zu erbringen, dass er in dem zurückliegenden Fünfjahreszeitraum seiner Fortbildungspflicht nach Absatz 1 nachgekommen ist; für die Zeit des Ruhens der Zulassung ist die Frist unterbrochen. Endet die bisherige Zulassung infolge Wegzugs des Vertragsarztes aus dem Bezirk seines Vertragsarztsitzes, läuft die bisherige Frist weiter. Vertragsärzte, die am 30. Juni 2004 bereits zugelassen sind, haben den Nachweis nach Satz 1 erstmals bis zum 30. Juni 2009 zu erbringen. Erbringt ein Vertragsarzt den Fortbildungsnachweis nicht oder nicht vollständig, ist die Kassenärztliche Vereinigung verpflichtet, das an ihn zu zahlende Honorar aus der Vergütung vertragsärztlicher Tätigkeit für die ersten vier Quartale, die auf den Fünfjahreszeitraum folgen, um 10 vom Hundert zu kürzen, ab dem darauf folgenden Quartal um 25 vom Hundert. Ein Vertragsarzt kann die für den Fünfjahreszeitraum festgelegte Fortbildung binnen zwei Jahren ganz oder teilweise nachholen; die nachgeholte Fortbildung wird auf den folgenden Fünfjahreszeitraum nicht angerechnet. Die Honorarkürzung endet nach Ablauf des Quartals, in dem der vollständige Fortbildungsnachweis erbracht

wird. Erbringt ein Vertragsarzt den Fortbildungsnachweis nicht spätestens zwei Jahre nach Ablauf des Fünfjahreszeitraums, soll die Kassenärztliche Voreinigung unverzüglich gegenüber dem Zulassungsausschuss einen Antrag auf Entziehung der Zulassung stellen. Wird die Zulassungsentziehung abgelehnt, endet die Honorarkürzung nach Ablauf des Quartals, in dem der Vertragsarzt den vollständigen Fortbildungsnachweis des folgenden Fünfjahreszeitraums erbringt.

(4) Die Absätze 1 bis 3 gelten für ermächtigte Ärzte entsprechend.

(5) Die Absätze 1 und 2 gelten entsprechend für angestellte Ärzte eines medizinischen Versorgungszentrums oder eines Vertragsarztes. Den Fortbildungsnachweis nach Absatz 3 für die von ihm angestellten Ärzte führt das medizinische Versorgungszentrum oder der Vertragsarzt. Übt ein angestellter Arzt die Beschäftigung länger als drei Monate nicht aus, hat die Kassenärztliche Vereinigung auf Antrag den Fünfjahreszeitraum um die Fehlzeiten zu verlängern. Absatz 3 Satz 2 bis 6 und 8 gilt entsprechend mit der Maßgabe, dass das Honorar des medizinischen Versorgungszentrums oder des Vertragsarztes gekürzt wird. Die Honorarkürzung endet auch dann, wenn der Kassenärztlichen Vereinigung die Beendigung des Beschäftigungsverhältnisses nachgewiesen wird, nach Ablauf des Quartals, in dem das Beschäftigungsverhältnis endet. Besteht das Beschäftigungsverhältnis fort und hat das zugelassene medizinische Versorgungszentrum oder der Vertragsarzt nicht spätestens zwei Jahre nach Ablauf des Fünfjahreszeitraums für einen angestellten Arzt den Fortbildungsnachweis erbracht, soll die Kassenärztliche Vereinigung unverzüglich gegenüber dem Zulassungsausschuss einen Antrag auf Widerruf der Genehmigung der Anstellung stellen.

(6) Die Kassenärztlichen Bundesvereinigungen regeln im Einvernehmen mit den zuständigen Arbeitsgemeinschaften der Kammern auf Bundesebene den angemessenen Umfang der im Fünfjahreszeitraum notwendigen Fortbildung. Die Kassenärztlichen Bundesvereinigungen regeln das Verfahren des Fortbildungsnachweises und der Honorarkürzung. Es ist insbesondere festzulegen, in welchen Fällen Vertragsärzte bereits vor Ablauf des Fünfjahreszeitraums Anspruch auf eine schriftliche Anerkennung abgeleisteter Fortbildung haben. Die Regelungen sind für die Kassenärztlichen Vereinigungen verbindlich.

Achter Titel
Bedarfsplanung, Unterversorgung, Überversorgung

§ 103 Zulassungsbeschränkungen

(1) – (4) ...

(4a) Verzichtet ein Vertragsarzt in einem Planungsbereich, für den Zulassungsbeschränkungen angeordnet sind, auf seine Zulassung, um in einem medizinischen Versorgungszentrum tätig zu werden, so hat der Zulassungsausschuss die Anstellung zu genehmigen; eine Fortführung der Praxis nach

Absatz 4 ist nicht möglich. Soll die vertragsärztliche Tätigkeit in den Fällen der Beendigung der Zulassung nach Absatz 4 Satz 1 von einem Praxisnachfolger weitergeführt werden, kann die Praxis auch in der Form weitergeführt werden, dass ein medizinisches Versorgungszentrum den Vertragsarztsitz übernimmt und die vertragsärztliche Tätigkeit durch einen angestellten Arzt in der Einrichtung weiterführt. Die Absätze 4 und 5 gelten entsprechend. Nach einer Tätigkeit von mindestens fünf Jahren in einem medizinischen Versorgungszentrum, dessen Sitz in einem Planungsbereich liegt, für den Zulassungsbeschränkungen angeordnet sind, erhält ein Arzt unbeschadet der Zulassungsbeschränkungen auf Antrag eine Zulassung in diesem Planungsbereich; dies gilt nicht für Ärzte, die auf Grund einer Nachbesetzung nach Satz 5 in einem medizinischen Versorgungszentrum tätig sind. Medizinischen Versorgungszentren ist die Nachbesetzung einer Arztstelle möglich, auch wenn Zulassungsbeschränkungen angeordnet sind.

Neunter Abschnitt
Sicherung der Qualität der Leistungserbringung

§ 135a Verpflichtung zur Qualitätssicherung

(1) Die Leistungserbringer sind zur Sicherung und Weiterentwicklung der Qualität der von ihnen erbrachten Leistungen verpflichtet. Die Leistungen müssen dem jeweiligen Stand der wissenschaftlichen Erkenntnisse entsprechen und in der fachlich gebotenen Qualität erbracht werden.

(2) Vertragsärzte, medizinische Versorgungszentren, zugelassene Krankenhäuser, Erbringer von Vorsorgeleistungen oder Rehabilitationsmaßnahmen und Einrichtungen, mit denen ein Versorgungsvertrag nach § 111a besteht, sind nach Maßgabe der §§ 136a, 136b, 137 und 137d verpflichtet,
1. sich an einrichtungsübergreifenden Maßnahmen der Qualitätssicherung zu beteiligen, die insbesondere zum Ziel haben, die Ergebnisqualität zu verbessern und
2. einrichtungsintern ein Qualitätsmanagement einzuführen und weiterzuentwickeln.

„Für die tägliche Praxis nahezu unverzichtbar"

Deutsches Ärzteblatt, Heft 24, 2000

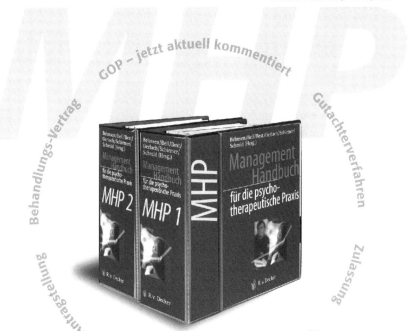

Management Handbuch für die psychotherapeutische Praxis

Herausgegben von:
Erika Behnsen, Dr. med Karin Bell, Dipl.-Psych. Dieter Best, RA Hartmut Gerlach, RA Horst Dieter Schirmer, Prof. Dr. Rudolf Schmid.

**Ca. 2.000 Seiten. Das Werk wird 3 bis 4 mal pro Jahr mit jeweils 150 bis 200 Seiten Umfang aktualisiert zum Preis von je € 30,– bis € 45,–.
Loseblattwerk in 2 Ordnern. € 99,–.
ISBN 3-7685-6592-0**

R.v. Decker's Verlag, Hüthig GmbH & Co. KG,
Im Weiher 10, 69121 Heidelberg
Tel. 06221/489-285, Fax -450
www.mhp-online.org

Von A-Z bietet Ihnen das Management Handbuch für die psychotherapeutische Praxis aktuelle Informationen und kompetente Beratung durch ausgewiesene Fachleute. Das Handbuch gibt Antworten auf alle zentralen Fragen zu Praxis und Recht. Insbesondere die mit dem Psychotherapeutengesetz einhergehenden Vorschriften und Anforderungen, Probleme und Fragestellungen rund um die psychotherapeutische Praxis werden praxisorientiert dargestellt.

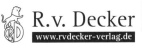

Psychotherapeutenjournal

Organ der Bundespsychotherapeutenkammer und der Psychotherapeutenkammern Baden-Württemberg, Bayern, Berlin, Bremen, Hamburg, Hessen, Niedersachsen, Nordrhein-Westfalen und Rheinland-Pfalz

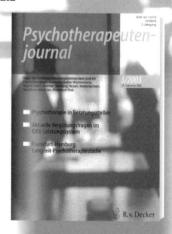

Das Psychotherapeutenjournal publiziert Beiträge zur Prävention, Therapie und Rehabilitation psychischer Störungen und psychischer Aspekte somatischer Erkrankungen. Außerdem werden wissenschaftliche, gesundheitspolitische, berufs- und sozialrechtliche Aspekte der Aus-, Fort- und Weiterbildung und der Berufspraxis von Psychologischen Psychotherapeuten und Kinder- und Jugendlichenpsychotherapeuten thematisiert. Die Zeitschrift ist der Methodenvielfalt in der Psychotherapie und ihren wissenschaftlichen Grundlagenprinzipien sowie der Heterogenität der Tätigkeitsfelder der Psychotherapeuten verpflichtet.

Psychotherapeutenjournal
4 Ausgaben pro Jahr, ISSN 1611-0773

Bezugspreise 2003:
Jahresabonnement
➢ Inland: € 72,– (inkl. Versandkosten)
➢ Ausland: € 75,– sFr 120,– (inkl. Versandkosten)
➢ Ermäßigt*: € 34,– (Inland inkl. Versandkosten)
* für Studenten, Schüler und Auszubildende gegen gültige Bescheinigung

R.v. Decker's Verlag, Hüthig GmbH & Co. KG,
Im Weiher 10, 69121 Heidelberg
Tel. 06221/489-285, Fax -450
www.psychotherapeutenjournal.de

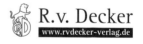

R.v. Decker
www.rvdecker-verlag.de

Personal*beratung* mit System

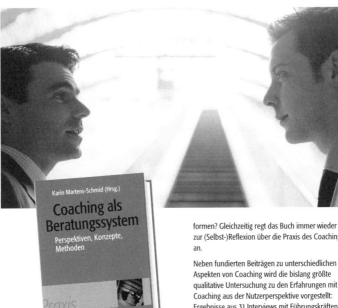

Das vorliegende Werk leistet auf hohem Niveau einen fundierten Beitrag zur weiteren Professionalisierung von Coaching als Beratungsinstrument in Unternehmen und Organisationen: Was kann Coaching, was dürfen die Klienten erwarten und was ist der Unterschied zu anderen Beratungsformen? Gleichzeitig regt das Buch immer wieder zur (Selbst-)Reflexion über die Praxis des Coaching an.

Neben fundierten Beiträgen zu unterschiedlichen Aspekten von Coaching wird die bislang größte qualitative Untersuchung zu den Erfahrungen mit Coaching aus der Nutzerperspektive vorgestellt: Ergebnisse aus 31 Interviews mit Führungskräften aus verschiedenen Branchen geben einen interessanten Einblick in die Praxis des Coaching aus Sicht der Klienten – und führen zu aufschlussreichen Erkenntnissen für die Anwender.

Coaching als Beratungssystem
Perspektiven, Konzepte, Methoden

**Herausgegeben von Dr. Karin Martens-Schmid.
2003. X, 310 Seiten. Gebunden. € 54,–
ISBN 3-87081-288-5
(Wirtschaft in der Praxis)**

Economica Verlag, Hüthig GmbH & Co. KG
Im Weiher 10, 69121 Heidelberg
Bestell-Tel. 06221/489-555, Fax 06221/489-450